Dr. med. Helmut Schaaf

Priv.-Doz. Dr. med. Gerhard Hesse

# Tinnitus: Leiden und Chance

2. aktualisierte und verbesserte Auflage

**Profil - Verlag**
**München**
**Wien**

Tinnitus Klinik
Bad Arolsen

HELMUT SCHAAF UND GERHARD HESSE

# TINNITUS: LEIDEN UND CHANCE

2. AKTUALISIERTE UND ÜBERARBEITETE AUFLAGE

Dr. med. Helmut Schaaf
Leitender Oberarzt der Tinnitus-Klinik Bad Arolsen

Priv.-Doz. Dr. med. Gerhard Hesse
Chefarzt der Tinnitus-Klinik Bad Arolsen

Große Allee 3, 34454 Bad Arolsen
Telefon: (0 56 91) 89 66 · Fax: (0 56 91) 89 68 00
E-Mail: info@tinnitus-klinik.de
http://www.tinnitus-klinik.de

Profil Verlag GMBH, München, Wien 2004

Satz, Druck und Bindung: Wildner-Druck, Bad Arolsen

Bildnachweise:

Titelbild und S. 12, 35 erstellt unter Verwendung von Abbildungen von Gilbert Gullaud, Marburg.

S. 8, 10: Patientenbilder aus der Hörtherapie; S. 9: Stich von L. da Vinci; S. 11, 23, 54, 82, 87, 97, 108: Schaaf; S. 14, 16, 20: mit freundlicher Genehmigung des Trias Verlages aus dem Patienten - Ratgeber: "Geräuschüberempfindlichkeit". 2003; S. 15: aus "Tinnitus - Leiden und Chance", Band 1; S. 22, 39: Karikaturen von "Bob" aus Tinitus Forum; S. 26: Verfremdung einer Abb. der englischen Menière-Society ; S. 27, 29, 41, 46, 69: Fotografien von Dr. Almeling mit Dank an Frau Laubach für die Nachstellung der Untersuchungsszenen; S. 38: Fotografie von E. Schulten; S. 42, 43, 44, 45: Audiometriebefunde angefertigt von E. Müller, Arolsen; S. 55, 57, 90, 92, 95, 105: Jana Holtmann; S. 59: Fotografie H. Holtmann; S. 62: P. D. Kagelmann; S. 71: Historische Darstellung; S. 75: Fotografie (Schaaf) der Figur "Tanz des Lebens (Kenia)"; S. 79: Historischer Stich; S. 80: Fa. KIND; S. 83, 84, 85: Hörtherapeuten der Tinnitusklinik Bad Arolsen; S. 98: Habilitationsschrift Dr. Hesse; S. 101: F. Kaiser; S. 109: Märchenmotiv um 1500; S.118: E. Schulten und G. Sümer.

**2. Auflage 2004: ISBN 3-89019-582-2**

1. Auflage 1997: Hesse, Nelting, Schaaf (Hg):
Tinnitus: Leiden und Chance. ISBN 3-89019 - 417- 6



Soweit Behandlungen und Medikamente angegeben sind, dürfen die Leser darauf vertrauen, dass Autor und Verlag große Sorgfalt darauf verwandt haben, dass diese Angaben dem Wissensstand bei Fertigstellung des Werkes entsprechen.
Dennoch ist jeder Benutzer angehalten, diese Empfehlungen zu überprüfen, so dass jede Applikation und Dosierung auf eigene Gefahr des Benutzers erfolgen muss. Geschützte Warennamen werden nicht besonders kenntlich gemacht. Aus dem Fehlen eines solchen Hinweises kann also nicht geschlossen werden, dass es sich um einen freien Warennamen handelt.

# Inhaltsverzeichnis

# Der Tinnitus und das Leiden am Tinnitus

1

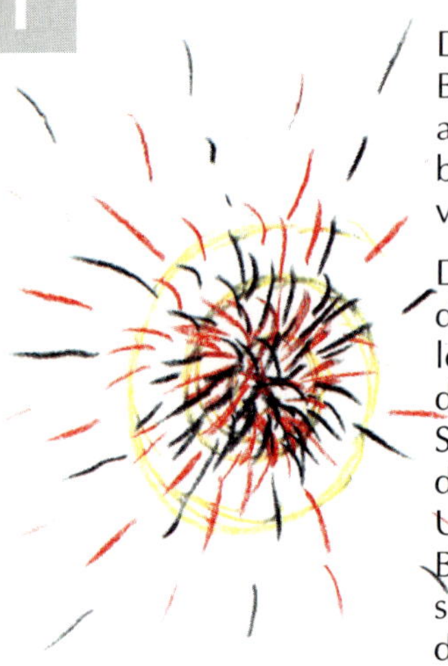

## Vorab:

Das stete Pfeifen und Brummen im Ohr, das unter der medizinischen Bezeichnung „Tinnitus" bekannt ist, gehört inzwischen zu einer der am weitest verbreiteten Erkrankung unserer Gesellschaft. Tinnitus bezeichnet dabei alle Hör-Wahrnehmungen, die nicht durch Laute von Außen bedingt sind.

Der vornehmlichste Grund für die Zunahme des Leidens am Tinnitus dürfte die rasante industrielle und technische Entwicklung der letzten 50 Jahre sein. Diese hat eine erhebliche Mehrbelastung für den menschlichen Organismus gebracht, so dass gerade sensible Systeme massiv gestört werden können. Dabei steht unser Ohr als das empfindlichste aller Sinnesorgane der Zunahme der Umweltgeräusche und der akustischen Belastung durch Verkehr, Beruf oder Freizeit relativ hilflos gegenüber. Die Möglichkeiten, sich gegen eine Reizüberflutung abzuschirmen, sind sehr begrenzt: das Ohr ist immer offen, auch nachts, wenn wir schlafen.

Die Folge ist eine oft vollständige Überreizung unseres Hör-Systems. So treten Schädigungen am Hörorgan heute tatsächlich wesentlich häufiger als in früheren Jahren auf.

Allerdings sollte der Tinnitus als Höreindruck unterschieden werden von dem daran möglicherweise gekoppelten Leiden am Tinnitus.

***Ca. 3 Millionen Erwachsene in Deutschland (4% der Bevölkerung) hören (ständig und störend) Ohrgeräusche.***

So gibt es viele Menschen, die einen Tinnitus haben, aber nicht darunter leiden. Anderseits gehen auch viele seelische Erkrankungen mit für den Einzelnen oft bedrohlich erlebten Veränderungen und Brüchen in dieser schnelllebigen Welt einher. Auch dies scheint einen eventuell schon vorher vorhandenen, aber bis dahin nicht als quälend empfundenen Tinnitus deutlicher in die Wahrnehmung zu rücken.

Dabei kann der Tinnitus sogar in den Vordergrund des Beschwerdebildes treten – er macht dann häufig erst auf die seelische Not aufmerksam.

Eine erfolgversprechende "wirkliche" Heilung ist vor allem beim akuten Tinnitus, d.h. einem plötzlich auftretenden Ohrgeräusch in den ersten Wochen möglich.

***50% (ca. 1,5 Millionen) der chronischen Tinnituspatienten leiden erheblich und klagen über Hoffnungslosigkeit, Ängste, Schlaf- und Konzentrationsstörungen.***

Doch auch beim chronischen Tinnitus, wo eine Heilung im Sinne von "Abschalten" in der Regel nicht möglich ist, gibt es viele Verfahren, um die Beschwerden zu bewältigen, veränderbare Anteile zu bearbeiten und wieder zur gewohnten Lebensqualität zurück-zufinden.

Dabei möchte Ihnen dieser Ratgeber helfen, der sich als Anleitung zum individuellen Handeln versteht.

Er bietet Basisinformationen zu Ursachen und Diagnose der Erkrankung, leistet aber auch konkrete Hilfestellung zum sinnvollen Umgang mit dem Tinnitusleiden.

# 1.1 Tinnitus ...

Die Auseinandersetzung mit dem Tinnitus ist ein wichtiger Schritt zum Leben mit der Erkrankung.

***Tinnitus bezeichnet alle Hör-Wahrnehmungen, die nicht durch Laute von außen bedingt sind.***

Wer über Ursachen und Auswirkungen der Ohrgeräusche informiert ist, der kann lernen, die Angst beim Tinnitus zu überwinden, den Tinnitus anzunehmen und vor allen Dingen den aufreibenden Kreislauf zwischen dem Leiden am Tinnitus und der sich ständig stärkenden Aufmerksamkeit für den Tinnitus zu beenden.

So ist die Kenntnis über die Vorgänge im Ohr und im Gehirn eine wichtige Voraussetzung für den wirkungsvollen Umgang mit dem Ohrgeräusch.

## .... ist immer ein Symptom!

Wichtig zu wissen ist, dass Tinnitus immer ein Symptom, ein Zeichen einer Veränderung im sogenannten hörverarbeitenden System ist. Tinnitus ist nie die Krankheit selbst!

Auch bei gesunden Menschen ist ein Tinnitus wahrscheinlich als "Grundrauschen" vorhanden, er wird meist nur nicht als solcher wahrgenommen und - was wichtiger ist - dauerhaft beachtet.

Setzen sich Menschen etwa in einer schalldichten Kammer absoluter Stille aus, so entsteht innerhalb kurzer Zeit ein akustischer Eindruck. Das liegt daran, dass das Innenohr wegen seiner ständig aktiven Sinneszellen seit der Geburt ein sehr lauter Ort ist. In etwa vergleichbar ist dies mit einer Tonanlage, die bei eingeschaltetem Strom ein durchaus hörbares, meist leises Grundrauschen hat.

In der Regel werden - beide - Grundmuster im hörverarbeitendem System als Ruhe gedeutet und über - hört. In absoluter Stille ist das Rauschen aber wahrzunehmen, wenn man hin-hört. Erst wenn der Strom ausgeschaltet wird, ist absolute Ruhe, dies gilt - vergleichbar - auch für das Ohr.

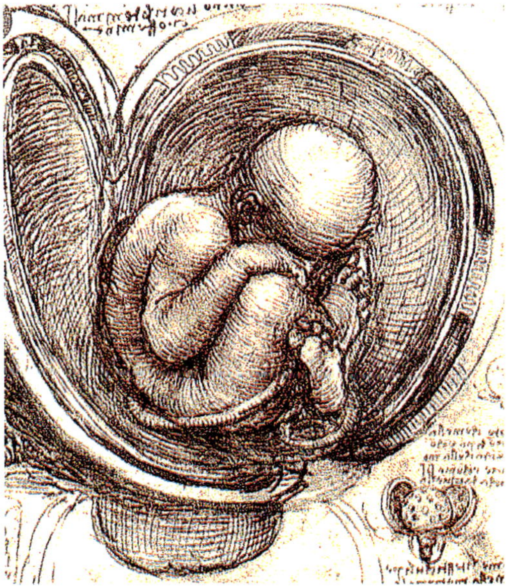

Wenn sich in der Hörwahrnehmung etwas ändert, kann dies als Tinnitus empfunden werden. Dazu kann ein mehr oder weniger schwerer Schaden im Innenohr führen. Aber auch ohne organische Veränderung, bei bestem Hörvermögen, kann eine Senkung der Wahrnehmungsschwelle für das ganz normale Grundrauschen entstehen.
Dies ist z.B. möglich, wenn die inneren "Hörfilter" geschwächt oder aufgebraucht sind, wenn wir nach Arbeitsüberlastung "ent"-nervt sind oder zu viel (Stress) "um die Ohren" hatten.

1

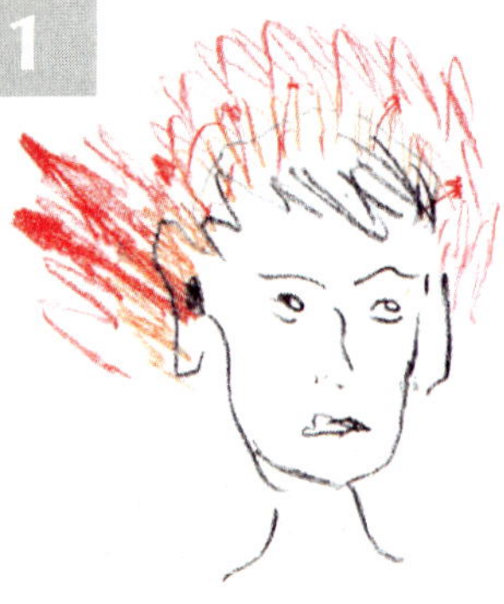

Bei kleinen organischen Änderungen, wie leichten oder langsam hinzugekommenen Hörverlusten, ermöglichen es meist zahlreiche Hörfilter, Änderungen dieses Grundmusters als veränderten Höreindruck wegzufiltern und nicht ins Bewusstsein gelangen zu lassen.

Bei chronischen Tinnitus-Eindrücken liegen fast immer Schädigungen im Innenohr (Lärmschäden, Hörsturz), Schwankungen in der Flüssigkeit des Innenohres oder Übererregbarkeiten oder Fehlsteuerungen bei den Nervenaktivitäten im Innenohr vor.

Entscheidend für das Tinnitusleiden ist, unabhängig von der Art der Tinnitusentstehung, wie sehr sich die Betroffenen durch das Ohrgeräusch gestört fühlen.

## 1.2 Das Leiden am Tinnitus

### Das ABC der Hörwahrnehmung

Im Laufe der Entwicklungsgeschichte des Menschen war es erforderlich, sich neu auftretenden Geräuschen sofort und in höchster Alarmbereitschaft zuzuwenden. Für Menschen, die vor geschichtlich noch gar nicht allzu langer Zeit um ein Lagerfeuer saßen, war es sogar überlebenswichtig, beim Knacken eines Astes sofort hin-zuhören, ggf. aufzuspringen, anzugreifen, zu fliehen, oder wenn alles nicht mehr möglich war, sich tot zu stellen.

Nur wenn etwas Bekanntes oder Vertrautes identifiziert werden konnte, durfte sofort Entspannung einkehren, ansonsten musste man sich mit dem Neuen vertraut machen oder einen ungefährlichen Umgang finden.

*A )* *Erkenne ich die Geräuschquelle (den Reiz),*

*ja* *oder* *nein*

*B )* *Bewerte ich - meist unbewusst - diese Quelle*

*positiv* *oder* *negativ*

*Dann folgt*

*C )* *die - meist unwillkürliche - Reaktion.*

Dies gilt auch für den Tinnitus. Denn dieser in der Regel unbekannte und meist negativ bewertete neue Hör-Eindruck erfordert besonders anfänglich sehr viel Aufmerksamkeit.

Dabei stellen sich Reaktionen ein, in dem sich viele Anteile des Musters: Angriff oder Flucht oder Totstellen wiederfinden lassen:

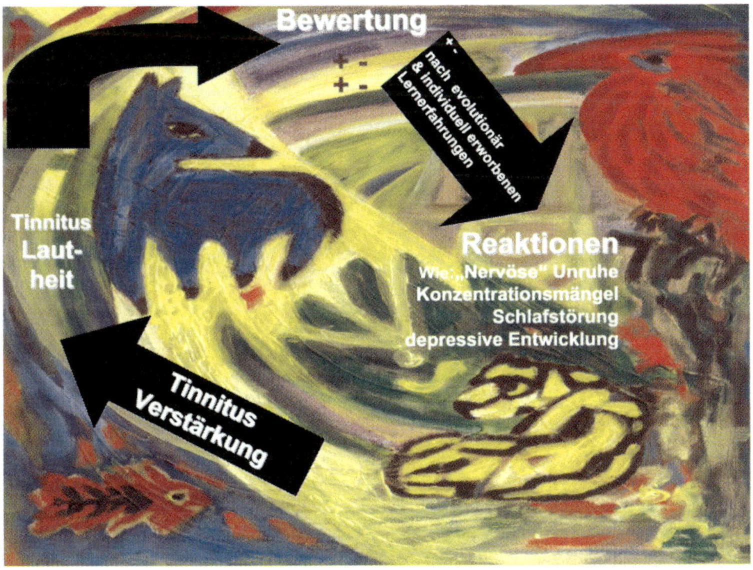


***Der Teufelkreislauf aus Tinnitus-Lautheit und meist negativer Bewertung kann zur Reaktionen wie Angriff und Flucht führen. Werden diese nicht aufgelöst, kann dies in einer depressiven Dekompensation mit dann wieder erneuter Tinnitus-Verstärkung enden.***

Die Information über den Tinnitus und das "Sich-vertraut-machen" mit den Ursachen und Auswirkungen des Tinnitus ist daher eine wichtige Grundlage, um den aufreibenden bewerteten Kreislauf zwischen Tinnitus und Aufmerksamkeit beenden zu können.

Sonst wird dieser Kreislauf immer eingefahrener und kann dazu führen, dass der Tinnitus nicht überhört werden kann.

Wenn der Tinnitus in einer krisenhaften Situation in die Wahrnehmung rückt, vermuten wir als Ursache der verstärkten Tinnitus-Wahrnehmung eine Schwächung der Hörfilter.

Hörfilter sind Funktionssysteme, die gewohnte oder nicht notwendige Töne und Geräusche unterdrücken und ablenken, bevor sie in die Wahrnehmung kommen können.

Ein Beispiel dafür ist die Uhr, die 24 Stunden tickt, in der Regel aber nicht tickend wahrgenommen wird, obwohl sie laut genug ist, um gehört zu werden.

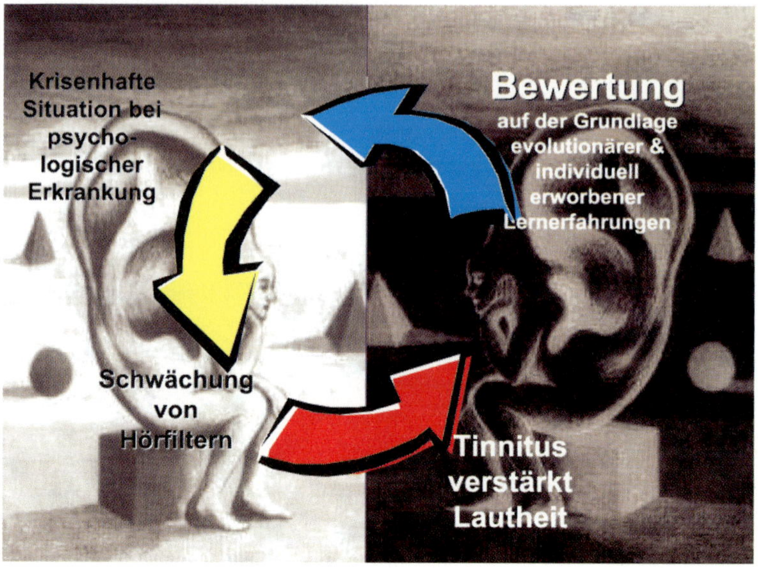


Eine krisenhafte Situation bei seelischer Erkrankung kann mit einer Schwächung von Hörfiltern einhergehen. Dies kann zu einer Verstärkung der Tinnitus-Lautheit und einer - dann meist negativen - Bewertung führen, die eine gerichtete Aufmerksamkeit auf den Tinnitus groß werden lässt.

In beiden Fällen entsteht ein Kreislauf mit sich verstärkenden Elementen, die Energien und Ressourcen des Gesamtorganismus benötigen und verbrauchen!

Der Tinnitus verstärkt die zunehmend krankhaft werdenden Reaktionen, die anwachsende psychische Not verstärkt die Tinnitus - Lautheit.

Erfolgt kein bewusster oder unbewusster Stopp kann dies - konsequent weitergedacht und beobachtet - in einer totalen Erschöpfung enden.

In beiden Fällen hilft zur Ab- und Aufklärung ein - möglicherweise wiederholtes - Gespräch mit einem kundigen Experten und - so wünschen wir, ein wesentliches Stück weit die Lektüre dieses Buches.

Nicht zuletzt könnte spätestens hier der Kontakt zur Deutschen Tinnitus-Liga, Postfach 349, 42353 Wuppertal, (www.dtl.de) aufgenommen werden, die über Selbsthilfe-Gruppen informiert und Basisinformationen zur Verfügung stellt (s. Seite 116).

**So ist auch ein chronisches Ohrgeräusch**
**kein Grund zur Mut- und Hoffnungslosigkeit!**
**Hilfen und Therapien sind möglich!**

# Aufbau und Funktionsweise des Ohres

2

# 2 Das Gehör

***Das Gehör besitzt von allen Sinnesorganen die höchste Empfindlichkeit.***

Auf kaum mehr Raum als einer Fingerkuppe sorgt ein kleines Organ im Innenohr für Phantastisches.

Hier werden Geräusche, Laute und Sprache von außen aufgenommen und in Nervenimpulse umgewandelt.

Dabei besitzt das Gehör von allen Sinnesorganen die höchste Empfindlichkeit:

Der Unterschied zwischen dem kleinsten noch hörbaren und dem lautesten noch erträglichen Ton liegt bei einem Faktor von 1:10 Millionen Einheiten Schalldruck.

Bei soviel Vermögen liegen Unvermögen und Fehlermöglichkeiten nicht fern, eine davon ist das Phänomen Tinnitus.

Dieses ist - zumindest ansatzweise - erklärbar über das Verständnis des „normalen Hörvorgangs".

Deswegen soll im folgenden von Aufbau und Funktion des Hörorganes die Rede sein.

***Schallwellen gelangen vom Außenohr über die Gehörknöchelchen im Mittelohr bis zum Innenohr.***

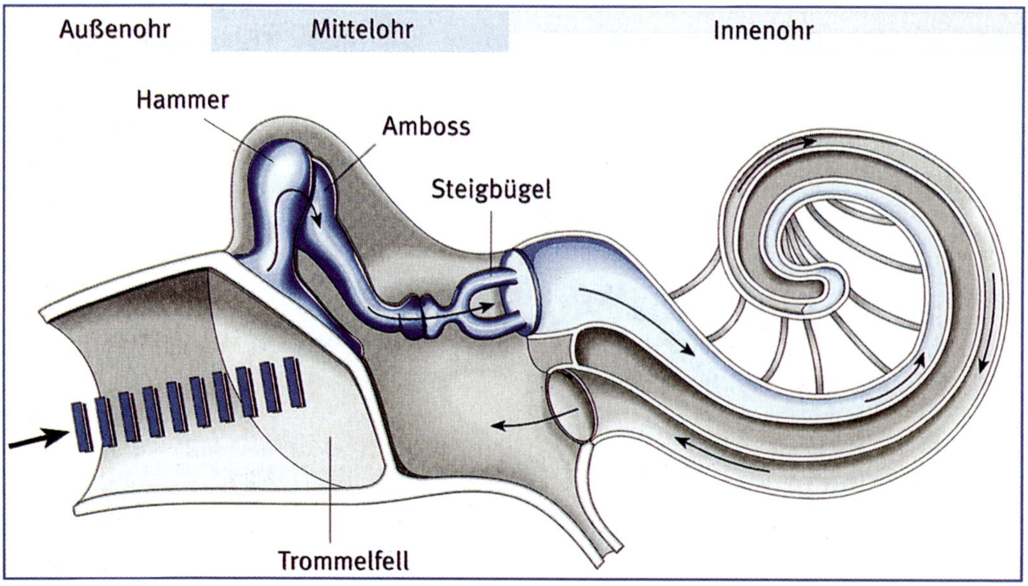

## 2.1 Vom Schall zum Nervenimpuls

Hören heißt Schallsignale aufnehmen, verarbeiten und erkennen. Dabei passieren Schallwellen zunächst das äußere Ohr bis zum Trommelfell.

Die Impulse an das Trommelfell werden über die kleinen Gehörknöchelchen, die nach ihrem Aussehen Hammer, Amboss und Steigbügel genannt werden, bis an das Innenohr weitergegeben.

Dabei werden die Schalleindrücke 18-bis 22-fach verstärkt.

Vom normalerweise mit Luft gefüllten Mittelohr werden die Druckimpulse nun an den flüssigkeitsgefüllten Gehörschlauch weitergegeben.

Die Schallwellen erreichen je nach Tonhöhe (Frequenz) unterschiedliche Orte in der nach ihrer äußeren Form benannten Schnecke. Schwingungen mit hoher Frequenz, also helle Töne, finden ihren Niederschlag in der ersten Schneckenwindung nahe am Mittelohr.

Töne mit niedriger Frequenz, also tiefe und dumpfe Töne, werden am Ende der Schneckenwindung in der Nähe des „Schneckenlochs" abgebildet.

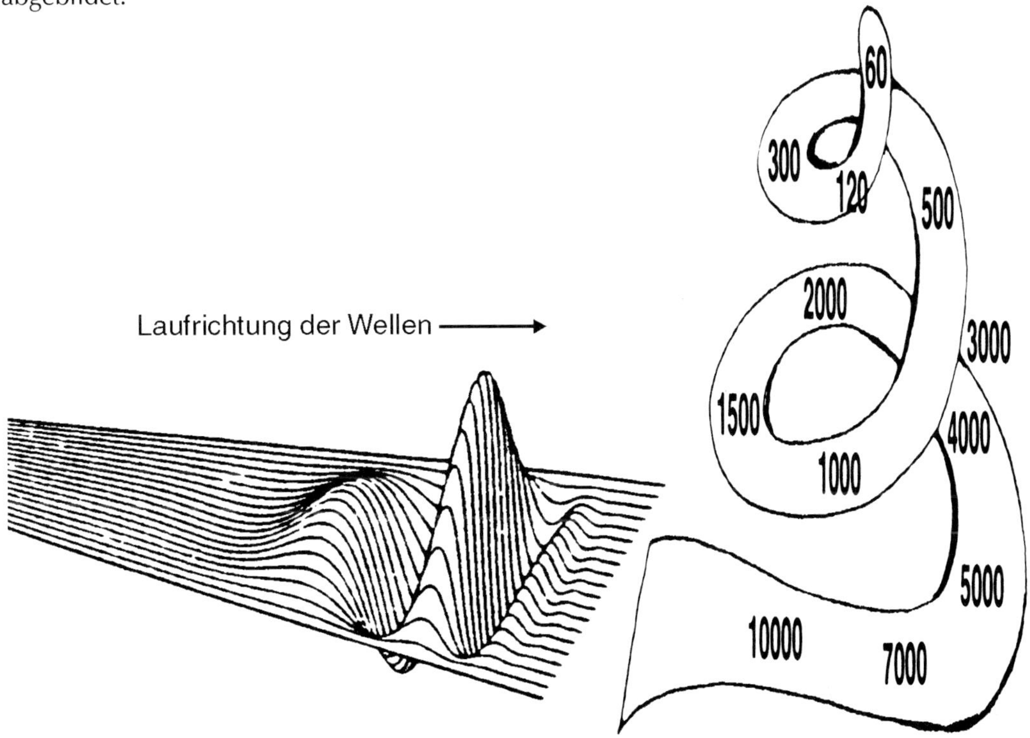

2

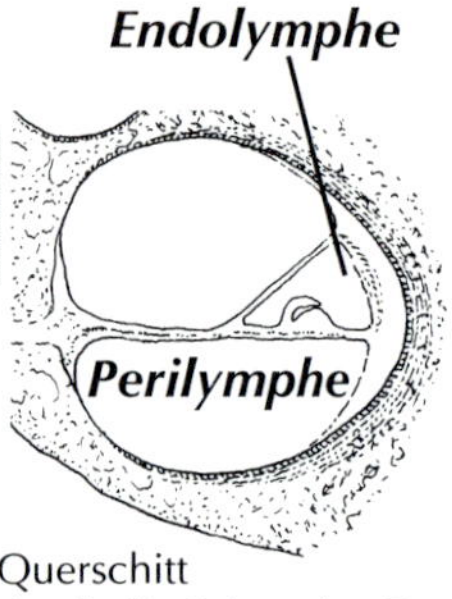


Querschitt durch die Schnecke. Den Vergrößerungsausschnitt siehe unten:

In der Schnecke selbst finden sich - im Querschnitt zu erkennen - drei mit Lymphflüssigkeit gefüllte Schläuche. Dadurch wird der eigentliche Gehörgang von zwei flüssigkeitsgefüllten Etagen umgeben. Dies ist eine unerlässliche Voraussetzung für den Hörvorgang. Die im Gehörgang angesammelte Flüssigkeit wird in ihrer griechischen Bezeichnung Endolymphe, die Flüssigkeit in den beiden umgebenden Etagen Perilymphe genannt.

Das eigentliche Sinnesorgan ist das nach seinem Erstbeschreiber, dem Grafen Corti, benannte „Cortische Organ". Es sitzt auf einer Membran des Gehörganges, der so genannten Basilarmembran. Dort finden sich insgesamt ca. 15.000 Sinneszellen. Diese lassen sich unterscheiden in 3.000 innere Haarzellen und 12.000 äußere Haarzellen. Die inneren Haarzellen sind die eigentlichen Empfangsstationen, die äußeren Haarzellen haben meist verstärkenden, manchmal aber auch abschwächenden Einfluss.

***Das Cortische Organ: Einer Reihe innerer Haarzellen stehen drei Reihen äußerer Haarzellen gegenüber. Durch die inneren Haarzellen erfolgt die Umwandlung des Höreindrucks von außen in einen Nervenimpuls.***

Durch die inneren Haarzellen erfolgt die Umwandlung des Höreindrucks von außen zu einem Nervenimpuls. Dieser wird dann weitergeleitet in Richtung Hörzentrum im Gehirn.

Für das räumliche Hören unerlässlich ist, dass größere Teile der von der Schnecke zum Zentralnervensystem ziehenden Nervenleitungen schon sehr früh, ab dem zweiten Nervenknoten, auf die andere Hör- und Hirnseite kreuzen. So ist jeder Höreindruck aus der Schnecke mit dem Hörzentrum auch der anderen Seite verbunden.

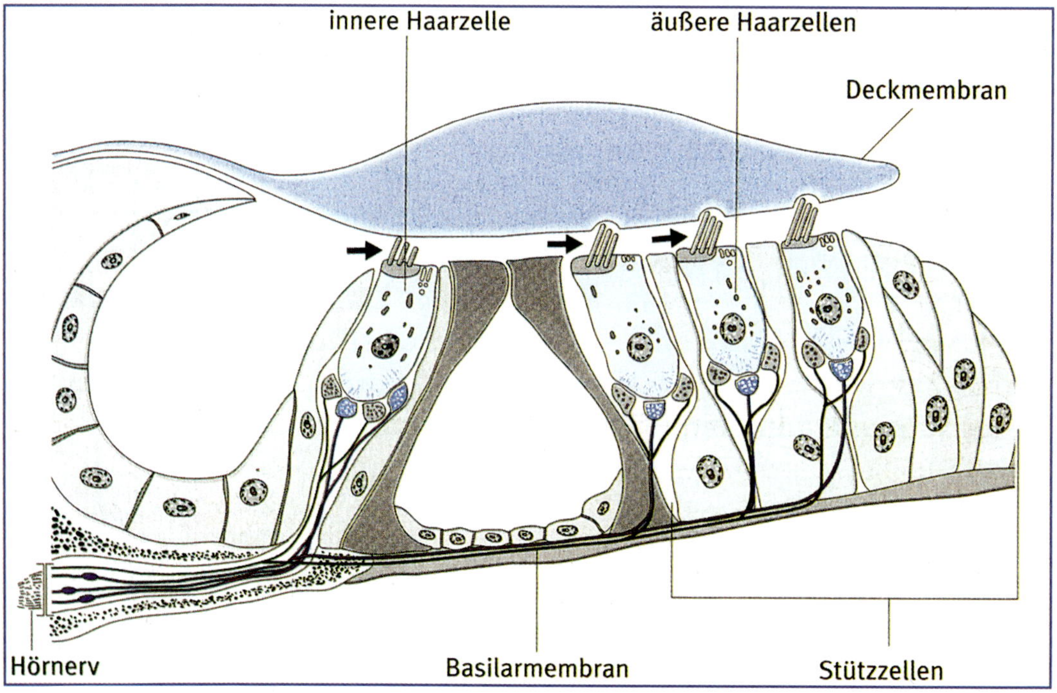

## 2.2 Komplexe Vernetzung und Kommunikation im Hörsystem

Schon während der Aufnahme des Höreindrucks erfolgen viele regulierende Einflüsse. Dies sind aktive und sehr individuelle Prozesse. Auf dem Weg vom Innenohr bis zur Wahrnehmung des Höreindrucks wird die Information von außen durch viele Regulationsvorgänge in Bruchteilen von Sekunden aufgearbeitet, verstärkt oder abgeschwächt und - in den allermeisten Fällen - erst gar nicht in die Wahrnehmung vorgelassen.

Dorthin gelangt nur, was für den Einzelnen wichtig, z.B. erschreckend, auf jeden Fall aber von Interesse und am besten "neu" ist. Dabei spielt das sogenannte limbische System, ein Teil des Gehirns, das maßgeblich an der Ausgestaltung von Gefühlen z.B. Angst oder Freude, Liebe und Hass verantwortlich ist, eine große Rolle. So wird aus einer Außenwelt, die über objektiv messbare Schallimpulse „in uns" dringt, eine höchst eigene Wirklichkeit.

Deshalb wird jeder noch so objektiv messbare Ton je nach Aufmerksamkeit und Stimmungslage anders wahrgenommen.

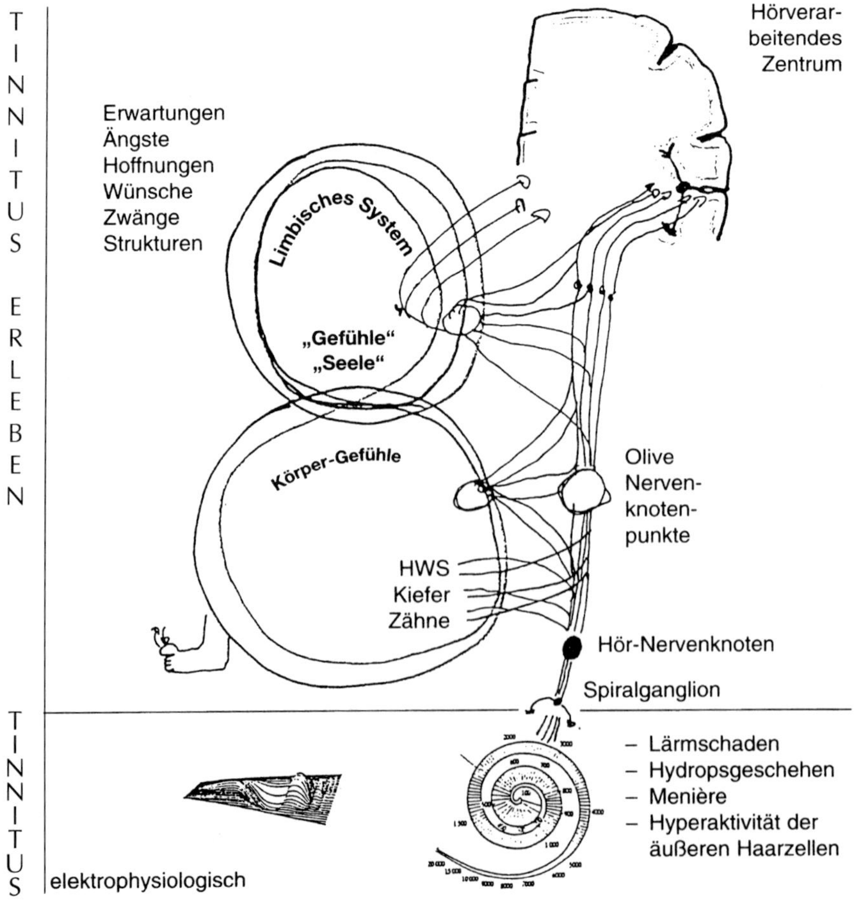

# Die möglichen Ursachen von Ohrgeräuschen

# 3. Eine Suche entlang der Hörebenen



## Objektive Ohrgeräusche

Objektive Ohrgeräusche sind nicht nur für die Betroffenen, sondern auch für Untersuchende hör- und messbar. So können - bei gutem Gehör - Verspannungen und Anspannungen der Mittelohrmuskeln oder ruckartige Öffnungsbewegungen der Ohrtrompete <u>gehört</u> werden.

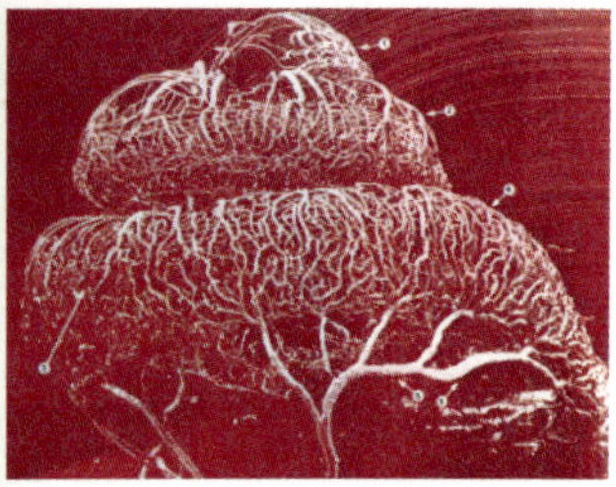

***Durchblutung der Schnecke***

Bei krankhaft veränderter Ohrtrompete sind Atemgeräusche bis in die Ohren hörbar.

In ganz seltenen Fällen können sich Gefäßmissbildungen als Ursache des Ohrgeräusches herausstellen. Diese klopfen im Rhythmus des Herzschlages an. Ein einfacher Test kann beim Erkennen und - in aller Regel - beim Ausschluss einer Vermutung einer pulsierenden Gefäßmissbildung helfen: Kneifen Sie sich so in den Arm, dass es schmerzt. Wenn sich die Schnelligkeit (Frequenz) ihres Tinnitus nun nicht ändert, kann mit hoher Sicherheit diese sehr seltene Ursache für einen objektiven Tinnitus nahezu ausge-schlossen werden.

## Subjektive Ohrgeräusche

Den überwiegenden Anteil von Tinnitus machen subjektive Ohrgeräusche aus. Diese können an allen Stellen der Hörverarbeitung vom Mittelohr bis hin zur Wahrnehmung des Schallsignals im Großhirn auftreten. Wir wollen jetzt den möglichen Ursachen überwiegend entlang der Hörbahn nachgehen:

## 3.1 Außenohr

### Der Ohrpropf

Eine harmlose, aber gar nicht so seltene Ursache für einen Tinnitus, der auch noch mit einer leichten Hörverschlechterung einhergeht, ist ein verstopftes Ohr. Insbesondere bei Menschen, die ein eher enges Ohr oder eine ansonsten harmlose knöcherne Einengung haben, kann sich Ohrenschmalz, z.B. nach dem Duschen, zu einem Pfropf zusammenkneten. Dies geschieht auch gehäuft nach Benutzen von Ohrstäbchen, die in der Regel das Gegenteil von dem machen, was sie scheinbar sollen: Sie reinigen nicht das Ohr, sondern stopfen den Ohrenschmalz immer weiter in Richtung Trommelfell.

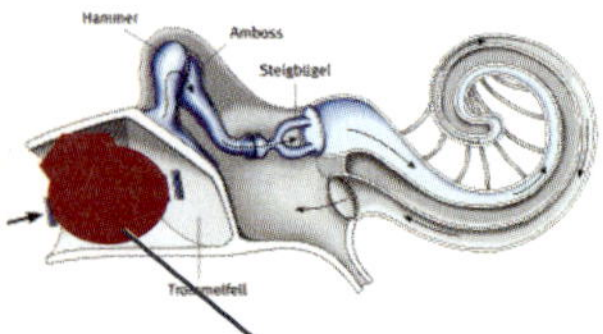


***Der Ohrpropf: harmlos und häufig***

Durch den Verlust der Außen-Hör-Wahrnehmung wird dann das eigentlich immer vorhandene Grundrauschen als Tinnitus hörbar. Ist die Ursache durch einen Fachmann erkannt, lässt sich das Hindernis schnell entfernen und man ist mit einem Schrecken davon gekommen.

## 3.2 Mittelohr

### Otosklerose

Das Mittelohr kann vielfältige Möglichkeiten für einen Tinnitus bieten. So können - häufig und meist vorübergehend - Ohrgeräusche auftreten, wenn die Ohrtrompete, der Gang von der Nase zum Mittelohr, akut oder chronisch behindert ist. Dabei entstehen im Mittelohr Belüftungsprobleme und das Ohr „geht zu". Der Effekt ist ähnlich wie bei einem verstopften Außenohr.

***Die meisten "subjektiven" Tinnitusformen haben ihren Ursprung im Innenohr.***

Ebenso können Verspannungen der Mittelohrmuskeln, Gefäßmissbildungen und Verengungen als „Geräusch" hörbar werden.

Ausführlicher soll hier das Krankheitsbild der Otosklerose, der "Gehörknöchelchenverkalkung" dargestellt werden.

Die Otosklerose ist die Bezeichnung für einen isolierten Knochenumbau an der Innenohrkapsel. Dabei wird Bandmaterial in Knochen umgewandelt. Daraus wiederum ergibt sich eine feste Verbindung mit dem Steigbügel, der dann nicht mehr so mitschwingen kann, dass die Töne ausreichend verstärkt werden können. Vergleichbar wäre dies mit einem Trommler, dessen Schlagstock zunehmend mit der Trommel verklebt. Das Ergebnis ist, dass die Töne immer leiser wahrgenommen werden. Die Patienten klagen dann in der Regel über eine langsam zunehmende Schwerhörigkeit und - in 80% der Fälle - über einen Tinnitus des betroffenen Ohres.

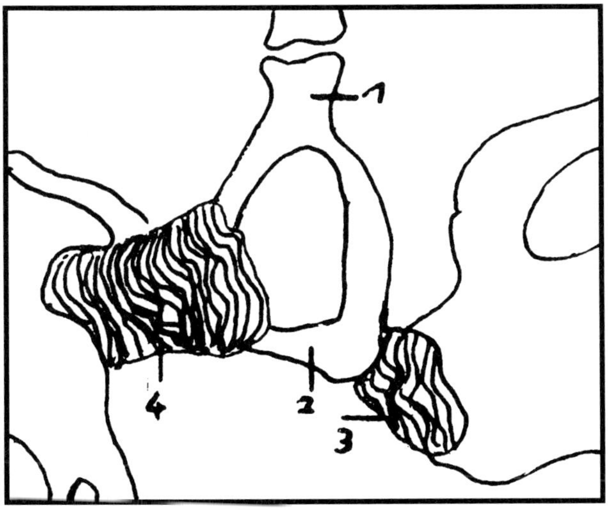


**Otosklerose - Herde am Steigbügel** (Stapes):

1. Stapesköpfchen,

2 Fußplatte,

3 und 4: Otosklerose-Herde

Wenn möglich wird bei Otosklerose eine Operation, meist unter örtlicher Betäubung, vorgenommen. Der angewachsene Steigbügel wird dabei teilweise entfernt und durch eine Prothese ersetzt. Dadurch kann die Schallübertragung vom Mittelohr zum Innenohr wieder erfolgen und ein annähernd normales Hörvermögen erreicht werden. Voraussetzung ist natürlich, dass das Innenohr noch normal hören kann.

So lässt sich in mehr als 90 % der Fälle nach einer Operation eine Hörverbesserung feststellen.

Ungefähr 50% der Patienten geben nach der Operation auch eine Verringerung oder ein Verschwinden des Tinnitus an. Der Tinnitus kann aber auch unverändert bleiben und in wenigen Fällen noch lauter wahrgenommen werden.



## 3.3 Innenohr

In den allermeisten Fällen finden sich die Tinnitus-Ursachen im Innenohr. Dabei gibt uns die Frequenz schon einen wesentlichen Hinweis auf den genauen Ort des Geschehens im Innenohr:

- So finden wir bei Lärmschäden, die zunächst den Hochtonbereich betreffen, meist auch hochfrequente Tinnitusgeräusche,
- bei den - meist angeborenen - Mitteltonschwächen in der Regel Ohrgeräusche um 1000-2000 Hz
- und bei Problemen mit der Innenohrflüssigkeit überwiegend Tieftongeräusche.

In der folgenden Auflistung wollen wir die einzelnen Krankheitsbilder ausführlicher darstellen:

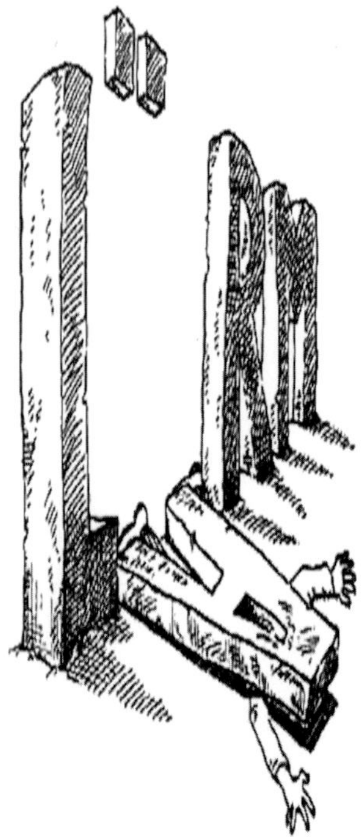

### 3.3.1 Lärmschäden

Die häufigste Ursache für Hörschäden und Tinnitus ist die Einwirkung durch Lärm. Zu unterscheiden ist die akute Einwirkung durch Lärm und die chronische Belastung in einem zu lauten Umfeld. Von einem Lärmtrauma spricht man ab Lautstärken von 120 dB.

Dabei sorgt unabhängig von der Höhe der Töne die Wucht des geballten Schalls für eine Schädigung in der Schnecke. Oft ist am meisten der Anteil betroffen, der nahe an der Außenwelt liegt. Da nun die hohen Töne, wie bei der Blockflöte, vorne abgebildet werden und die tiefen Töne weiter unten, finden sich die Schädigungen und meist auch der Tinnitus im Bereich der Frequenzen von 4000 bis 6000 Hz.

Durch den hohen Schalldruck entsteht eine Wasseransammlung (medizinisch: Ödem) in den Sinneszellen mit einem Ausfall der Hör-funktionen. In der Regel ist dieser Funktionsausfall in weiten Teilen erholungsfähig und - wie wir weiter unten ausführen werden - in großem Ausmaß therapierbar, wenn schnell gehandelt wird.

Anders dagegen verhält es sich bei einem chronischen, anhaltenden Lärmschaden.

Hier führt ein konstant und ständig einwirkendes lautes Umgebungsgeräusch zu einer immer wiederkehrenden Überreizung und auch langsamen Schädigung der Sinneszellen. Im Arbeitsbereich ist deswegen die zulässige Lärmbelastung über acht Stunden auf 85 dB (A) begrenzt. Das Maß dB(A) ist ein Wert aus der Arbeitsmedizin, wobei das "A" hauptsächlich für die für das Sprachverstehen wichtigen Frequenzen steht.

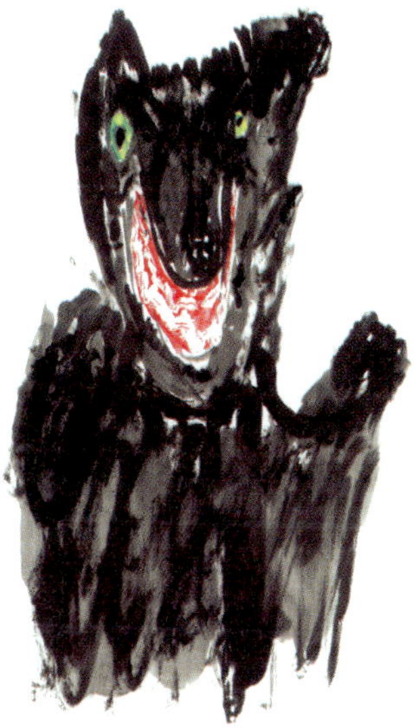

*„Der Lärm schützt uns vor peinlichem Nachdenken, er zerstreut ängstliche Träume ..."*

*C.G. Jung 1957*

Während inzwischen im Arbeitsbereich weitestgehend konsequente Schutzmaßnahmen eingeführt wurden, so etwa lärmärmere Maschinen sowie individuelle Lärmschutzmaßnahmen, etwa die "Mickymäuse", wird oft das individuelle Umfeld immer lauter. Diskotheken kennen scheinbar keine Obergrenzen und die in der Regel über Stunden getragenen Walkmen mit Schallwerten über 105 dB scheinen wider jeder Vernunft zuzunehmen.

Was da, vielleicht verstehbar auf einer anderen Ebene, wirksam zu sein scheint, ist, dass der Lärm eine wichtige Aufgabe hat. So vermutete C.G. Jung schon 1957 in einem Brief an K. Oftinger, dem Begründer der "Liga gegen den Lärm" in Zürich, dass der Lärm gegen die Leere, die Langeweile vielleicht auch als "Kompensation der Angst" nötig sei.

Er überdecke möglicherweise die instinktiv gespürte Angst vor der Kehrseite der Medaille des Zivilisationsfortschritts. "Der Lärm schützt uns vor peinlichem Nachdenken, er zerstreut ängstliche Träume, er versichert uns, dass wir alle zusammen seien und ein solches Getöse veranlassen, dass niemand wagt, uns anzugreifen." Wirkliche Besserung ließe sich da nur bei einer gründlichen "Sinnesänderung" erhoffen.

Bei akuter aber auch chronischer Lärmbelastung werden - nach einer modellhaften Vorstellung - die inneren und äußeren Haarzellen so beschädigt, dass sie nicht mehr angemessen auf einen Schallreiz reagieren können. Gleichzeitig entsteht eine Art "Kurzschluss". Dieser wird dann als dauerhafter Impuls über die Nerven weitergeleitet und als Tinnitus wahrgenommen .

In einem weiteren Modell ist auch ein zweiter Mechanismus denkbar. Dieses Modell berücksichtigt den Aspekt, dass bei fehlenden Signalen aus dem Empfangsorgan, also hier den inneren Sinneszellen in der Schnecke, das übergeordnete Steuerungszentrum nicht passiv auf Informationen wartet, sondern diese "anfordert". Dazu treibt es dann - natürlich in "Unkenntnis" der meist nicht mehr rückgängig zu machenden Schädigung - vermehrt die äußeren Haarzellen an. Dies erhöht ihre Aktivität, ohne allerdings zu der sonst üblichen Verstärkung der Hörreize kommen zu können. Es entsteht ein krankhafter Regelkreislauf. Die übersteigerte Aktivität der äußeren Haarzellen könnte wiederum die noch intakten Anteile der inneren Haarzellen dauernd erregen, so dass diese Nervenimpulse freisetzen, die in der weiteren Hörverarbeitung als Tinnitus gedeutet werden.

Für beide Modelle spricht viel und je nach Konstellation zeigen sich entweder mehr Anhaltspunkte für das eine oder das andere Modell. Manchmal scheinen auch beide Mechanismen zusammen zu wirken.



### 3.3.2 Der Hörsturz

Ein Hörsturz wird definiert als ein plötzlicher, meist einseitiger Innenohr-Hörverlust ohne erkennbare Ursache. Hinzukommen können in bis zu 30% Ohrgeräusche, Schwindel oder Gleichgewichtsstörungen. Die Funktionsstörung des Innenohrs kann über alle Frequenzen variieren. Zum Glück führt ein Hörsturz nur selten zur bleibenden vollständigen Taubheit.

Es existieren zahlreiche Theorien zum Hörsturz-Geschehen. Im Wesentlichen lassen sie sich in zwei Ansätze einteilen:

Die gängigste Erklärung sieht eine Durchblutungsstörung als auslösendes Ereignis. Wahrscheinlich kommt es dabei zu einem kurzfristigen Zusammenbruch der Energieversorgung des Innenohres. Ebenso wahrscheinlich muss es sich dabei um eine vorübergehende Verminderung der Durchblutung handeln.

***Das Innenohr wird nur durch ein einziges Blutgefäß versorgt.***

Das Innenohr wird nur durch ein einziges Blutgefäß, durch eine sogenannte Endarterie, versorgt. So ist das Innenohr einerseits besonders anfällig.

Es ist anderseits aber dadurch geschützt, dass dieses Blutgefäß, die Arterie, in seiner Funktion zu den das Gehirn versorgenden Blutgefäßen gehört. Denn das Gehirn, das für das Überleben wichtigste Organ, sorgt gut für sich. Selbst bei großen Blutverlusten wird das Gehirn solange wie möglich versorgt, auch wenn andere Organe wie sogar die Niere, dafür von der Versorgung abgekappt werden. Wenn der Blutdruck nicht genug „nach oben" liefert, sorgt eine Ohnmacht für die richtige Fließrichtung.

So kann eine vorübergehende Durchblutungsstörung zwar der Ausgangspunkt für eine Hörschädigung und einen Tinnitus sein, nicht aber der Grund für das Anhalten und Aufrechterhalten der Schädigung oder des Tinnitus.

Wenn eine Durchblutungsstörung dauerhaft vorläge, müsste das Ohr ertauben. Dies ist zum Glück nur selten der Fall.

Der zweite Erklärungsansatz für ein Hörsturz-Geschehen geht von einer Schädigung durch Viren aus. Hierbei werden eine Reihe von Viren, die sogenannten "neurotropen" Viren verdächtigt. Dazu gehören Mumps-, Herpeszoster-, Masern-, Influenza-, Adeno-Viren. Diese befallen mit besonderer Vorliebe Nerven und dann eben auch den Hör- und Gleichgewichtsnerv.

Die Schädigungen scheinen im Endeffekt ähnliche Wirkungen zu haben wie bei der Schädigung durch Lärm.

Aus psychosomatischer Sicht wird auch eine vorrübergehende „Abschaltreaktion" des Ohres vermutet, wenn es dem „Menschen" am Ohr zuviel geworden ist. Dafür gibt es viele Fallbeispiele, ohne dass der genaue Mechanismus im Ohr bisher als geklärt gelten darf.

### 3.3.3 Ein Stau in der Flüssigkeit des Gehörschlauchs: Das Endolymphgeschehen

Ein meist tief brummender, dröhnender Tinnitus, der oft verbunden ist mit wiederholten Hörschwankungen im Tieftonbereich, stellt eine relativ häufige, aber wenig bekannte Sonderform dar. Hinzukommen kann ein Druck- oder Wattegefühl auf dem betroffenen Ohr. Manchmal gesellen sich auch Missempfindungen bei der gleichen Gesichtshälfte hinzu.

Diese Sonderform des Tinnitus- und Hörgeschehens wird vielfach als "Hörsturz" oder als Vorstufe zum Morbus Menière verkannt. Es ist aber sehr wahrscheinlich, dass es sich um ein von anderen Tinnitus-Erkrankungen abgrenzbares, eigenständiges Krankheitsbild handelt.

Dabei bilden sogenannte "Endolymphatische Schwankungen" im "Gehörschlauch" der Schnecke das Charakteristikum dieser Erkrankung.

Die Ursache für den Tinnitus und die Hörschwankung scheinen dabei in einem unausgeglichenen An- und Abtransport der Flüssigkeit im Hörgang der Schnecke, der Endolymphe, zu liegen.

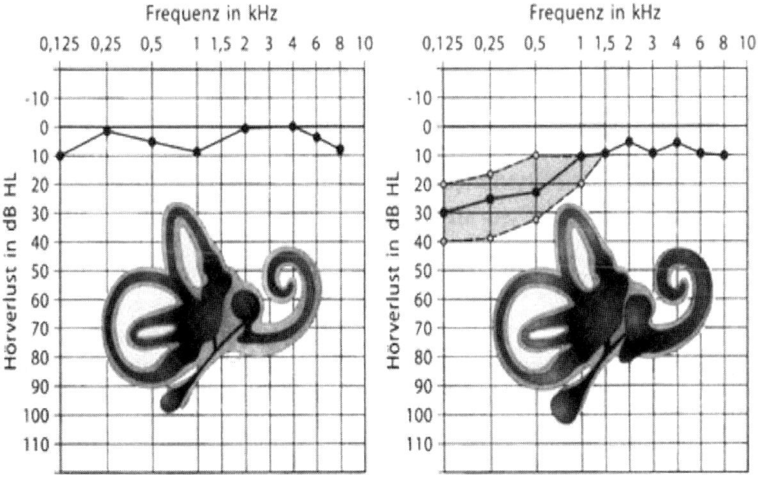


***Hörtest mit einer schematischen Darstellung des Labyrinths, links mit normal weiten, rechts mit ausgeweiteten Endolymphgängen im Schneckenanteil. Die Abbildung zeigt schematisch die schmalen schwarz gezeichneten Gänge beim Gesunden und die weit aufgetriebenen bei Menschen mit einem Endolymphstau, der im Extremfall ein „Endolymphatischer Hydrops" wird.***

Dies kann dann eintreten, wenn die Endolymph-Flüssigkeit nicht ausreichend abtransportiert werden kann. Dafür scheint vor allem eine verminderte Leistung des Endolymphatischen Sacks, des „Saccus endolymphaticus“, verantwortlich zu sein.

Wenn sich die Flüssigkeit staut, verbreitert sich der Gehörschlauch. Aufgrund seiner "Materialeigenschaften" geschieht dies vor allem im Tieftonbereich.

Anders als bei Lärmschäden und beim Hörsturz, bei denen Strukturen beschädigt werden, führt nun die vermehrte Flüssigkeitsbelastung zu mehr Abstand zwischen den Sinneszellen und der sie bedeckenden „Deck-Membran“.

Dadurch kann der Schallreiz nicht mehr sauber aufgenommen werden. Die äußeren Haarzellen wirbeln dafür um so heftiger und scheinen so diese Art von Ohrgeräusch auszulösen.

**Druckgefühl im und hinter dem Ohr**

Das bei dieser Art von "Hydrops"- Phänomen oft beschriebene Druckgefühl wird meist hinter dem Ohr oder "wie Wasser im Ohr" empfunden. Es hat sich aber nicht tatsächlich Wasser im Ohr oder Mittelohr gestaut, sondern das Druckgefühl entspricht wohl im Wesentlichen einer durch das Endolymphgeschehen vermittelten Druck-Empfindung.

Ausführlicheres zu diesem Krankheitsbild siehe:
**Schaaf u. Hesse (2004): Endolymphschwankungen im Ohr und im Gleichgewichtsorgan. Profil - Verlag**

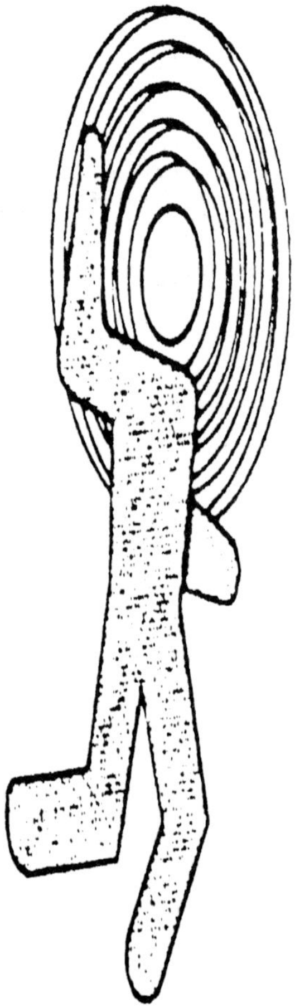

## 3.3.4 Die Menièresche Erkrankung

Als wenn Ohrgeräusche und Hörverlust noch nicht genug wären, gesellt sich bei manchen Menschen auch noch Schwindel, meist anfallsartig, hinzu. Dieser zeichnet sich in der Regel durch schwere, meist stundenlange Drehschwindelattacken mit Erbrechen aus. Tritt dies wiederholend oder längerfristig auf, so wird die Erkrankung nach ihrem Erstbeschreiber, dem französischen Arzt Prosper Menière, Morbus Menière genannt.

Diese Störung von Gleichgewichts- und Hörorgan kann zu Schwerhörigkeit, einem meist tieffrequenten Tinnitus, Unsicherheit und Hilflosigkeit führen.

Wem das Gleichgewicht verloren geht, verliert oft Halt und Sicherheit. So ist es kaum verwunderlich, dass die oft massiven Drehschwindelanfälle beim M. Menière häufig mit Todes- und Vernichtungsängsten einhergehen. Stellt sich dieses als existentiell bedrohlich erlebtes Ereignis öfters ein, so wächst verständlicherweise die Angst vor der Wiederholung. Dabei kann die Angst so groß werden, das sie selbst als Unsicherheit und Schwindel bis hin zu einem Gefühl des Drehschwindels empfunden und zu einer eigenen Krankheitskomponente wird. Über die reinen Anfälle hinaus kann sich dann ein "ständiges" Schwindelgefühl bemerkbar machen.

Die für den Hörverlust und den Tinnitus verantwortlichen Mechanismen sind im Prinzip die gleichen wie bei rein auf den Höranteil begrenzten Mechanismen beim Endolymphgeschehen. Bei der Menièreschen Erkrankung ist aber zu dem Endolymphgeschehen in der Schnecke noch eine zusätzliche Druck-Schädigung im Gleichgewichtsanteil hinzugekommen.

Ausführlicheres zum M. Menière
**s. Schaaf, H. (2004) : Morbus Menière. 4. Aufl. Springer - Verlag**

## 3.4 Die Halswirbelsäule (HWS)

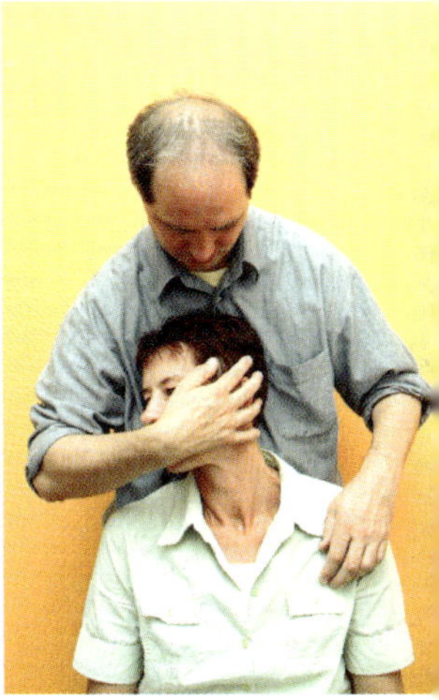

Viele Menschen mit Ohrgeräuschen leiden unter Schmerz- und Spannungszuständen der Schulter-Nackenregion. Häufig sind diese verbunden mit Bewegungseinschränkungen des Kopfes sowie Funktionsstörungen der Halswirbelsäule.

Manchmal zeigt sich, dass bei einem Teil der Betroffenen eine sogenannte Blockierung der kleinen Gelenke der Halswirbelsäule einen Anteil an der Tinnitus-Empfindung haben kann. Allerdings lässt sich nur in den allerseltensten Fällen das Leiden am Tinnitus auf Halswirbelsäule, Schultern und Nacken reduzieren.

Ein Zusammenhang zwischen Tinnitus und Halswirbelsäule kann bestehen, wenn der Tinnitus

- nach Halswirbelsäulenverletzung auftritt,
- sich durch Bewegung des Kopfes in Bezug auf Lautstärke und/ oder Tonhöhe verändert,
- sich durch Druck auf den Nacken oder Anspannung der Nackenmuskulatur verändert.

Klären kann dies eine manualtherapeutische Untersuchung, Manualtherapeuten untersuchen die Funktion und die Beweglichkeit der gesamten Wirbelsäule. Beurteilt wird dann der Bewegungsausschlag und die Bewegungsqualität der einzelnen Abschnitte. Dabei können Gelenke übermäßig oder eingeschränkt beweglich sein und so Störungen bewirken.

Unabhängig davon finden sich auch bei Tinnitus-Patienten so manche "Halsstarrigkeiten" und Muskelverspannungen, die aber meist "reaktiv" im Laufe der Erkrankung entstanden sind. Diese Patienten können von einer guten manualtherapeutischen Behandlung profitieren und den Kreislauf von Verspannung, Schmerz und noch mehr Verspannung durchbrechen.

## 3.5 Das Kiefergelenk

Das Kiefergelenk steht mit dem Ohr und der Halswirbelsäule in vielfältigen Beziehungen. So stammen zum Beispiel die Mittelohrknöchelchen entwicklungsgeschichtlich aus Anteilen des sogenannten Kieferbogens.

Ebenso existiert eine bandförmige Verbindung zwischen der Kiefergelenkskapsel und einem Teil der Gehörknöchelchen-Kette. Sie entstand aus einer großen Sehne eines Kaumuskels.

***Direkte Zusammenhänge zwischen Kiefergelenksstörungen und Tinnitus sind zum Glück selten.***

So kann es beim Anspannen des Kiefergelenks, z.B. beim Vorschieben des Unterkiefers, zu einer, wenn auch minimalen Veränderung der Gehörknöchelchen-Kette kommen. Dabei verändert sich oft die Höhe des Tinnitus und es kann - auch ohne vorbestehendes Ohrgeräusch - ein hoher Ton mit festem Aufbiss hörbar werden.

Dies lässt sofort wieder nach, wenn die Ausgangsstellung wieder erreicht wird. Diese Beeinflussung des Tinnitus ist rein mechanischer Natur. Sie kann den Tinnitus verändern, aber nicht verursachen.

Direkte Zusammenhänge zwischen Kiefergelenksstörungen, wie etwa Fehlbisse oder auch Veränderungen nach und vor(!) Zahnbehandlungen und Tinnitus sind zum Glück selten.

Sie wurden aber bereits 1934 von dem Arzt Costen beschrieben. Seitdem ist das gemeinsame Auftreten von Hörstörungen (z.B. Tinnitus) und Kieferbeschwerden in der Literatur als „Costen-Phänomen" bekannt.

Umgekehrt finden wir aber öfter einen Einfluss des Leidens am Tinnitus auf den Kiefer und die Kiefermuskulatur. So leiden Tinnitus-Patienten häufig an nächtlichem Zähneknirschen und an Verspannungen in der Kaumuskulatur. Dabei scheint es so zu sein, dass sich die Anspannung, in die Tinnitus-Leidende zunehmend geraten, in der Kaumuskulatur festbeißt und sich nachts als Zähneknirschen bemerkbar machen kann.

Die Folgen sind oft erheblicher Verlust an Zahnsubstanz und Fehlbisse. Diese können sich auf das Kiefergelenksköpfchen auswirken und das kann wiederum Auswirkungen auf die Mittelohrsituation haben.

Mit einfachen, in der Regel gefahrlosen Selbstuntersuchungen können Sie nun für sich überprüfen, ob es bei Ihnen einen Anhalt für eine Störung im Kiefergelenksbereich geben könnte.

Die folgenden und weitere einfache Übungen, auch mit Anleitungen zur Selbstbehandlung, hat Frau Elisabeth Schneider in ihrem Buch: **Achtung: Kiefergelenk hört mit!** (1995) beschrieben.

**1. Untersuchung der Mundöffnung**

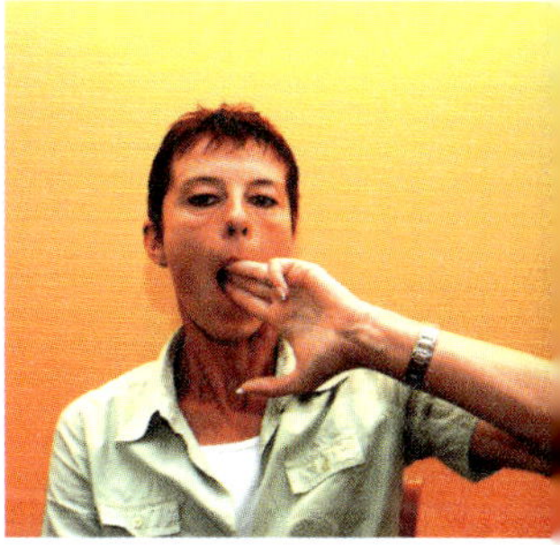

Versuchen Sie mit der Breite von drei Querfingern in den geöffneten Mund zu kommen. Dies sollte normalerweise mit nicht allzu viel Mühe gelingen.

**2. Untersuchung der Kiefergelenks-Beweglichkeit**

Verschieben Sie den Unterkiefer zur Seite. Machen Sie dies mit möglichst lockerem Unterkiefer und versuchen Sie vorsichtig(!) die weitest mögliche Seitwärtsverschiebung des Unterkiefers zu erreichen. Ändert sich hierbei das Ohrgeräusch?

**3. Verschiebung des Unterkiefers nach vorne**

Schieben Sie vorsichtig die untere Zahnreihe über die obere Zahnreihe und legen dann vorsichtig den eigenen Zeige- und Mittelfinger hinter die unteren Schneidezähne.
Achten Sie auch hierbei darauf, ob sich die Qualität oder die Lautstärke des Tinnitus ändert.

Sollten sich dabei Anzeichen für eine wesentliche Tinnitus-Beeinflussung oder eine angespannte Zahn- und Kiefersituation ergeben, kann eine zahnärztliche und manualtherapeutische Abklärung notwendig werden. Dies ist vor allem dann der Fall, wenn trotz Selbstübung und Entspannung die Kieferprobleme bleiben.

Dann sollte man sich möglichst an besonders fortgebildete Zahnärzte und/oder Kieferorthopäden, sogenannte "Gnathologen", wenden.

Wenn es möglich ist, sollten darüber hinaus möglichst solche Gnathologen aufgesucht werden, die nach einem ganzheitlichen Ansatz arbeiten. Ganzheitlicher Ansatz heißt hier, nicht nur die Zähne, sondern auch den Körper des ganzen Menschen zu sehen und zu beachten, auf den sich die Zahn- und Kiefersituation auswirkt.

Mögliche Maßnahmen sind dann unter Umständen eine Aufbissschiene oder eine Spezialschiene zur Gelenkentlastung. Nur sehr selten ist eine operative Behandlung des Kiefergelenkes notwendig. Diese sollte aber immer in Relation zum Ausmaß des Tinnitus-Leidens gesetzt werden.

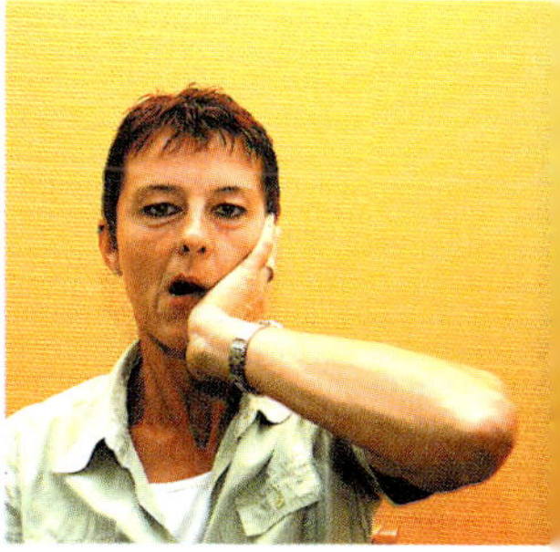

Häufiger ist es notwendig und erfolgversprechend, wenn Sie bei einer zu großen Anspannung der Kiefermuskulatur und bei nächtlichem Zähneknirschen ein Entspannungsverfahren versuchen. Hier lässt sich beides insbesondere oft durch die Progressive Muskelrelaxation nach Jacobson mildern.

Ebenfalls sehr günstig sind Feldenkrais-Übungen.

3

## 3.6 Zähne und Amalgam

Amalgam ist ein weit verbreiteter Werkstoff der Zahnärzte, mit dem insbesondere Zahnlöcher gefüllt werden. Seitdem bekannt ist, dass aus Amalgam Quecksilber, Palladium und andere Schwermetalle in den Körper gelangen können, ist das Amalgam als gesundheitsschädlicher Stoff in der Diskussion.

Dies hat dazu geführt, dass auch bei Tinnitus das Amalgam oft als allein oder wesentlich mit-verursachend angeschuldigt wird.

***Nur selten ist nach dem Amalgam auch der Tinnitus weg.***

Sicher ist nun, dass Amalgam technisch ein sehr guter, aus Gründen der Schwermetallbelastung aber nicht der optimalste Werkstoff für die Zahnfüllung. Die Alternativen in Form der Goldlegierung sind aber verhältnismäßig kostspielig und - auch nicht immer ohne Probleme.

So kann auch die Gold-Legierung problematische Stoffe enthalten.

Sicher ist aber auch, dass eine schnelle Ersetzung des Amalgams, etwa durch Gold, akut mehr Quecksilber freisetzen kann als sonst über Jahre geschehen würde.

Dies ist immer dann der Fall, wenn das Amalgam in der üblichen Art und Weise herausgebohrt wird, ohne dass besondere Ausleitungsmaßnahmen vor und spezielle Schutzmaßnahmen bei der Entfernung des Amalgams erfolgten.

Ganz sicher ist, dass es nur sehr wenige Menschen gibt, bei denen die komplette Zahnsanierung den Tinnitus tatsächlich beseitigt hat.

## 3.7 Die immun-mitbedingten Schwerhörigkeiten

Auch immunologische Mechanismen können eine wichtige Rolle bei Innenohrerkrankungen spielen, wenn sich das körpereigene Abwehrsystem "versehentlich" gegen die eigenen Strukturen richtet.

Meistens werden dabei innere und äußere Haarzellen und manchmal auch basale, grundlegende Strukturen des Hörorgans geschädigt.

Dabei betreffen die durch Immunprozesse beeinflussten Hörschädigungen meist das gesamte Hörspektrum.

## 3.8 Hindernisse und Irritationen auf dem Weg zum Gehirn

### 3.8.1 Elektrische Entladungen

Ein harmloses und häufiges Phänomen sind die oft sekundenweise wahrgenommen Phänomene wie Knistern, Prasseln, Zuckungen usw.

Da die Nervenimpulse auch als elektrische Phänomene zu betrachten sind, scheint es sich hier um eine Form von „Entladungen" oder wie bei den Lautsprecheranlagen um einfache, immer wieder mögliche und natürliche "Übersprungs-Phänomene" zu handeln, die in dem Netzwerk der Nerven ganz natürlich vorkommen.

Trotzdem können auch diese als Tinnitus wahrgenommen werden. Meist aber sind diese Phänomene so kurz, dass man in der Schnelle nicht entscheiden kann, ob es nicht doch die Heizung oder die CD-Anlage war und dann wird das teure Gerät vielleicht zu Unrecht angeschuldigt.

### 3.8.2 Akustikusneurinom

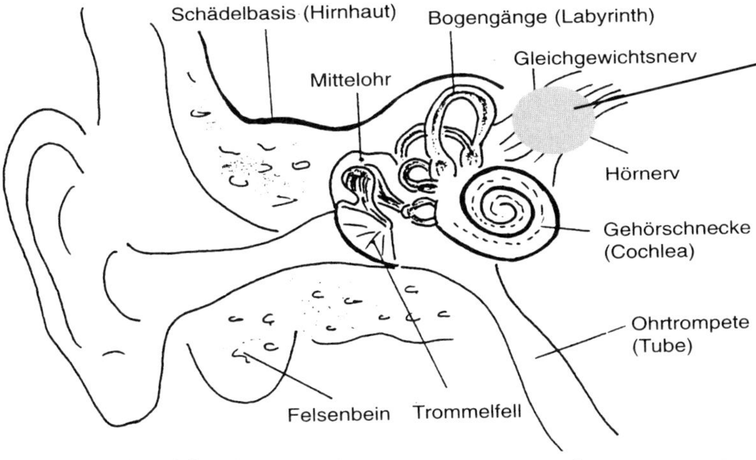


***Ein Akustikusneurinom kann auf den Hör- und den Gleichgewichtsnerven drücken***

Wenn - oft schleichend - der Tinnitus immer lauter und das Hörvermögen immer schlechter wird, dann hat sich vielleicht in oder auf den Nervenleitungen ein "an sich" gutartiger Tumor gebildet.

Genannt wird dieser Tumor „Akustikusneurinom", da er als Neurinom, als eine Ansammlung in den Nervenzellen, den Hörnerv, den Nervus akustikus, befallen hat. Damit kann er die Weiterleitung hinter der Schnecke behindern und auf diese Art einen meist schleichenden Hör- und Gleichgewichtsverlust hervorrufen.

Trotz seiner "eigentlichen" Gutartigkeit nimmt das Akustikusneurinom in dem von Knochen begrenzten Schädel zunehmend so viel Platz ein, dass es andere Strukturen verdrängt und schädigt.

Deswegen und der sich daraus ergebenden völlig anderen Weiterbehandlung, nämlich der Entfernung des Tumors, muss er bei jeder Diagnostik mitbeachtet oder ausgeschlossen werden. Dies geschieht schon bei der Schilderung der Krankengeschichte, die wegen des einseitigen, schleichenden Beginns und des langsam fortschreitenden Verlaufs klare Hinweise liefert. Sicherheit kann man durch die relativ einfache und ohne Strahlenprobleme hervorrufende BERA - Untersuchung (S. 46 ) bekommen.



### 3.8.3 Multiple Sklerose

Die multiple Sklerose kann als Sonderform einer entzündlichen Veränderung des Nervensystems - auch einseitig - das Hörvermögen verschlechtern und Gleichgewichtsstörungen hervorrufen. Charakteristisch ist ein "buntes Bild" von vielfältigen Funktionsstörungen, die auch nur vorübergehend auftreten können.

## 3.9 Zentrale Tinnitusformen „im Kopf"

***Ein Ohrgeräusch kann auch auf der nicht betroffenen Seite empfunden(!) werden, ohne dass sich eine neue Hörschädigung auf der gesunden Ohrseite eingestellt haben muss.***

Auch in der „zentralen" Hörverarbeitung im Gehirn sind "Tinnitusphänome" möglich.

Traumatisch kann dies zum Beispiel geschehen bei Unfällen mit Kopfverletzungen. Dass dies trotz der hohen Unfallzahlen mit Kopfverletzungen glücklicherweise relativ selten passiert, liegt daran, dass das Innenohr durch das Felsenbein, den härtesten Knochen beim Menschen, gut geschützt ist. Dennoch kann auch dieses so getroffen werden, dass es zu mehr oder weniger großen Schädigungen im Innenohr kommen kann.

Ähnliches kann eventuell auch als Resultat einer Operation am Gehirn entstehen, selbst wenn das Innenohr und der Hörnerv vollkommen intakt geblieben sind.

Erwähnt werden muss auch, dass jede bedeutende Änderung im gewohnten Hörablauf vom Großhirn als akustisches Signal missgedeutet werden kann. Dies ist ungefährlich und für das Hörsytsem ganz normal und geschieht insbesondere dann, wenn zeitlich koordinierte Nervenimpulse empfangen werden.

Hinzu kommt, dass auch ein Tinnitus, der seinen Ursprung "weit draußen" in oder gar vor der Schnecke hat, auf die Dauer die Tendenz entwickelt, sich zu „zentralisieren".

Er setzt sich dann regelrecht im hörverarbeitenden System fest, aber, wie bei allen subjektiven Tinnitus-Arten, nie lauter als mit 10 bis 15 dB Lautheit! Vermutet wird, dass dies in Folge „kreisender elektrischer Erregungen", sogenannter Oszillationen, geschieht.

Auch kann das Ohrgeräusch auf der nicht betroffenen Seite empfunden(!) werden, ohne dass sich eine neue Hörschädigung auf der gesunden Ohrseite eingestellt haben muss. Dafür ist die Weiterleitung der Hörinformationen auf die jeweils andere Seite verantwortlich, die uns die Grundlage für ein beidseitiges Hören liefert. Dies funktioniert aber manchmal nicht nur im erwünschten Sinne, sondern kann dann auch den Tinnitus in diese Funktionszusammenhänge einbeziehen.

Daraus folgt auch, dass es bei bereits „zentralisierten“ Tinnitusformen nichts mehr nutzt eine - auch sonst - unsinnige Zerstörung des Innenohres oder eine Durchtrennung des Hörnerven vorzunehmen. Hat sich der Tinnitus bereits verselbständigt, so bleibt er auch bei krankheits- oder operations-bedingter Taubheit - mit 10 bis 15 dB über der Hörschwelle wahrnehmbar. Bei der Durchtrennung des Hörnerven kann gar ein neuer Tinnitus entstehen durch die Nervennarbe selbst, ähnlich wie der Phantomschmerz bei Amputationen.

## 3.10 Nebenwirkungen von Medikamenten

Nahezu alle Medikamente haben neben den erwünschten Wirkungen auch Nebenwirkungen. Diese *können, müssen* sich aber nicht als ungünstig für das Ohr erweisen.

***Im Einzelfall muss mit dem Arzt abgewogen werden, ob die Hauptwirkung die Inkaufnahme der Nebenwirkung sinnvoll erscheinen lässt oder nicht!***

Im Einzelfall wird immer abzuwägen sein, ob die Hauptwirkung die Inkaufnahme der Nebenwirkung sinnvoll erscheinen lässt oder nicht! Vorsicht geboten ist in Hinsicht auf das Ohr bei folgenden Medikamentengruppen:

### Schmerzmittel mit ASS:

Alle Wirkstoffe, die aspirinartige Mittel enthalten, können - reversibel (wieder rückgängig zu machend) alle Formen von Innenohrschädigungen und Tinnitus hervorrufen. Dies ist allerdings abhängig von der Menge der eingenommenen Wirkstoffe! So müssen schon mehr als 3000 mg pro Tag genommen werden um zu "sicheren" Innenohrschäden" zu gelangen.

Hier ist das Risiko immer mit dem Nutzen abzuwägen. Der Patient, der z. B. nach einem abgelaufenen Herzinfarkt 100 mg ASS täglich nimmt, ist sicherlich gut beraten, nicht wegen eines Tinnitus dieses Medikament auszulassen. Auch schadet sicherlich eine einmalige Kopfschmerztablette ebensowenig wie das monatliche Einnehmen von Schmerzmittel, etwa bei der Periode.

### Entwässernde Mittel (Diuretika):

Es gibt entwässernde, harntreibende Mittel, wie etwa Lasix und Etacrinsäure, die das Innenohr schädigen können. Allerdings ist dies kein zwangsläufiger und zudem seltener Mechanismus. So ist

3

es auch hier weiter ratsam, bei z. B. schweren Herzerkrankungen mit Volumenüberlastung weiter ein entwässerndes Mittel einzunehmen. So ist ein Diuretikum oft ein Dauerbestandteil der Herzmedikation.

Auch hier gilt es wieder abzuwägen, ob die in der Regel geringen Mengen langfristig für das Ohr so schädlich sind, dass andere Alternativen überlegt werden müssten.

### Spezielle Antibiotika: Aminoglykoside wie Streptomycin/Gentamycin

***Und noch mal bitte: Es muss mit dem Arzt abgewogen werden, ob die Hauptwirkung die Inkaufnahme der Nebenwirkung sinnvoll erscheinen lässt oder nicht!***

Aminoglykoside sind Antibiotika, die nur in sehr seltenen, meist sehr schweren Fällen genutzt werden. Sie werden erwogen bei Tuberkulose und bei Entzündungen vor allen Dingen des Bauchraums oder der Lunge, wenn andere Medikamente nicht erfolgreich waren. Bei Aminoglykosiden sind die ohrengiftigen Wirkungen bekannt und auf dem Beipackzettel ausführlich beschrieben. "Therapeutisch" werden sie eingesetzt, wenn z. B. mit Hilfe der Nebenwirkungen, also des Ohrengiftes, das Innenohr explizit ausgeschaltet werden soll.

### Anti-Malaria-Mittel: Chinin und Chinidin

Das Chinin kann Tinnitus, Hörstörung und Schwindel hervorrufen, vor allen Dingen, wenn es längerere Zeit in hoher Dosis gegeben wird. Chinidin verursacht seltener und auch wohl wieder rückgängig zu machende Hörstörungen.

### Anti-Depressiva

Sogenannte trizyklische Anti-Depressiva wie etwa Saroten, Anafranil, Imipramin (Tofranil) *können* in Einzelfällen auch schon einmal Hörstörungen und Ohrgeräusche verursachen.
Häufiger sind aber Kreislaufschwierigkeiten und als Schwindel wahrgenommene Gangunsicherheiten. Dennoch muss man sagen, dass dies sehr selten ist und bei entsprechender Notwendigkeit die Angst vor dem Tinnitus nicht der Grund sein sollte, die Medikamente bei schweren Depressionen nicht zu nehmen.

### Beta-Blocker

Diese Blutdruck und die Herzfrequenz senkenden Mittel können - selten - *auch* einmal Tinnitus auslösen.

### „Die Pille"

Für orale Contrazeptiva sind mehrere Vorsichtsmaßnahmen bei Ohrschäden beschrieben, allerdings nicht ausdrücklich zu Tinnitus.

### Chemotherapeutische Mittel

Sicherlich können alle chemotherapeutischen Mittel auch das Innenohr schädigen. Meist ist aber die Bekämpfung der Grundkrankheit, in der Regel des Tumorleidens, wichtiger als die Gefahr des Tinnitus.

### "Genussmittel"

Nikotin kann sicherlich zu Ohrensausen beitragen oder es verstärken. Alkohol geht eher mit Gleichgewichtsstörungen einher. Alle Rauschmittel wie Kokain, Marihuana, Morphium und Heroin können auch Ohrgeräusche mitverursachen.

## 3.11 Psychische Konflikte

Nicht selten stellt sich der Tinnitus in einer krisenhaften Situation ein. Dann wird - oft ohne "bewusste Absicht" des Betroffenen - der Tinnitus und nicht das, was zur Krise geführt hat, als Ursache der nun spürbar werdenden Schwierigkeiten angenommen.

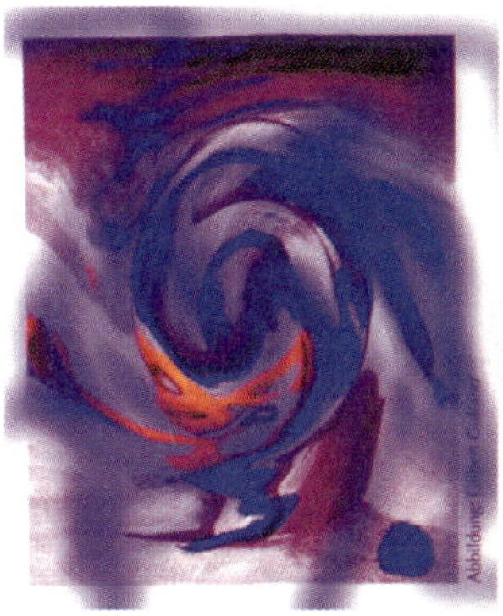

Dies liegt auch daran, dass seelische Veränderungen oft wenig „greifbar" sind:
Ist ein Arm gebrochen, ist dies „offensichtlich". Ist aber das Herz gebrochen, hallt „der Lärm der Welt im Kopf wider" oder „tönt der Tinnitus gegen eine unaushaltbare Leere", zeigt sich die Ursache meist weniger klar und wird oft noch weniger akzeptiert - auch nicht von dem, den es getroffen hat. Da die Not aber spürbar ist, wird man versuchen, doch "etwas" zu finden - am einfachsten etwas, was „von außen" kommt, z.B. einen Tinnitus. Damit ändert sich zwar noch nichts an der eigenen Not, man findet aber wenigstens eine "Adresse" oder gar einen „Schuldigen".

Dies geschieht häufig im Rahmen einer depressiven Entwicklung. Dann kann das Leiden am Tinnitus anstelle der Angst, aber auch anstelle von anderen "unangenehmen" oder "nicht aushaltbaren" Emotionen, etwa Lust, Ekel oder auch Wut in den Vordergrund bzw. in das Bewusstsein treten.

Problematisch dabei ist, dass dann auch alle Lösungsversuche scheitern müssen, da sie am Problem vorbeigehen.

Im folgenden seien einige typische krisenhaften Situation und/oder Grundsituationen aufgeführt.

### Konflikthafte äußere Lebensbelastungen

Besonders nach Trennungen und Verlusten (schwindenden Beziehungen), aber auch nach schweren Erkrankungen kann es zum Leiden an einem oft schon lange vorhandenen, bis dahin nicht störenden Tinnitus kommen, ohne dass der depressive Auslöser dem Betroffenen bewusst wird.

**Abhängigkeitsentwicklung im Widerspruch zu Selbständigkeitswünschen**

Dies kann typischerweise bei der Ablösung von den Eltern, aber auch von Vertrautem und "Heimatlichem" beobachtet werden. Es kann auch die Auseinandersetzung mit dem Vorgesetzten sein.

**Fehlende Konflikt- und Gefühlswahrnehmung**

Hier spricht (im nicht wahrgenommenen Konflikt) die Krankheit für den Menschen.

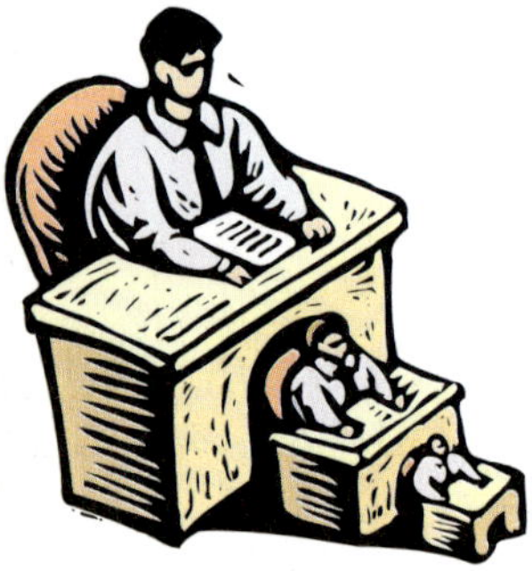

**Tatsächliche Unterwerfung im Widerspruch zu dem Wunsch nach Kontrolle**

**Versorgungswünsche im Widerspruch zu Unabhängigkeitsbestrebungen**

**Selbstwertkonflikte, Gewissens- und Schuldkonflikte**

**Sexuelle Konflikte und Identitätskonflikte**

Dies kann sich psychovegetativ ausdrücken, und zwar in Form von nervöser Unruhe, Schlaflosigkeit, Schwitzen, Herzklopfen, Druck im Kopf, Magenschmerzen und/oder eben Leiden am Tinnitus ...

Die Störungen und Krankheitsbilder, die dann entstehen können, lassen sich dabei in zwei große Gruppen unterteilen: die ohne organische und die mit organischen Schädigungen.

Als Störungen ohne organische Schädigungen werden

- die Somatisierungsstörungen,
- die somatoformen Funktionsstörungen
- und die sog. funktionellen Symptome benannt.

Mit organischer Störung gehen all die psychosomatischen Erkrankungen einher, bei denen letztendlich auch die organische Struktur leidet, in der sich Seelisches ausdrückt. Gemeinsam ist beiden, dass sich hier Seelisches körperlich äußert, ohne das die eigentliche seelische Botschaft vom Betroffenen verstanden wird.
Als Ursache der (verstärkten) Tinnitus-Wahrnehmung müssen wir dabei eine Schwächung der zentralen Hörfilterfunktionen vermuten. Dies ist auch durchaus möglich und keineswegs ein Zeichen von Simulation, wenn die Betroffenen weitestgehend normalhörig sind. Insbesondere bei diesen finden wir oft Hinweise vermehrt aktiver und/oder reaktiver äußerer Haarzellen.

Da über 90% der äußeren Haarzellen durch Impulse aus dem hörverarbeitenden System (einschließlich des limbischen Systems) "bewegt" werden können, könnte sich ein seelischer Konflikt so auch im Ohr "niederschlagen".

# Diagnostik

# 4 Der Gang durch die Untersuchung

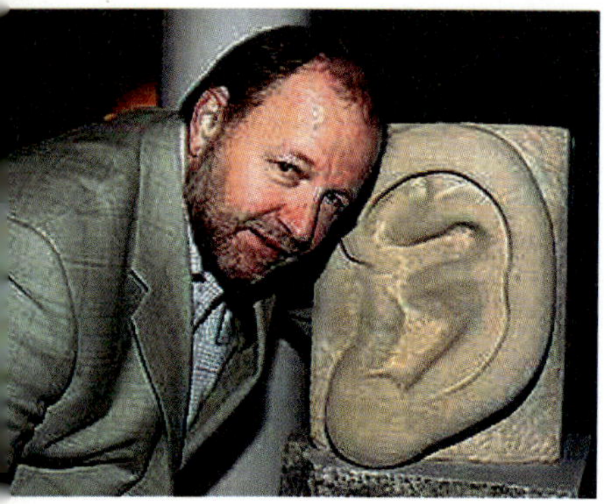

Eine genaue hals-nasen-ohrenärztliche Untersuchung und eine gute Gesamt-Diagnose ist der Ausgangspunkt jeder sinnvollen Tinnitustherapie.

Je nach Hörbefund und je nach dem betroffenen Menschen stellen sich viele unterscheidbare Ausgangssituationen dar. Da sich daraus teilweise sehr differenzierte Behandlungskonzepte ergeben, sollten sie auch im Hinblick auf die Therapie sinnvoll unterschieden werden, damit eine dem Betroffenen angemessene Therapie eingeleitet werden kann.

Im Einzelnen sollen nun die möglichen Untersuchungsansätze vorgestellt werden.

## 4.1 Die Krankengeschichte

Die Grundlage für die Diagnose ist eine gründliche Erhebung der Krankengeschichte. Dazu gehört die Frage nach den Umständen des organischen Beschwerdebildes und seiner Begleitsymptome (Schwerhörigkeit, Hörverlust, Schwindel usw.).

Zu einer guten Krankheitserhebung gehört aber auch die Berücksichtigung seelischer Faktoren. Dies gilt insbesondere deswegen, weil sich das Auftreten und die Stärke des Tinnitus und des Leidens am Tinnitus häufig situationsabhängig und meist stress-mit-bedingt zeigt. Dennoch wissen wir, dass insbesondere die Seele in der normalen Arztpraxis wenig Platz hat. Zum einen fehlt meist die notwendige Zeit, zum anderen aber auch die angemessene Ausbildung.

So ist es oft sinnvoll, bei komplexeren Verläufen Experten mit psychosomatischer Ausbildung aufzusuchen. Das können niedergelassene Kollegen mit der Zusatzausbildung in der psychosomatischen Grundversorgung, ärztliche und psychologische Psychotherapeuten und psychosomatisch tätige Ärzte in Praxen und Kliniken und nicht zuletzt Fachärzte für Psychotherapie und Psychosomatik sein.

Psychosomatiker fragen, über den organischen Befund hinaus nach dem Sinn und der Bedeutung der Krankheit für den jeweils einzelnen und einzigartigen Menschen. Sie erforschen, welche Umstände dazu führen, dass sich die Symptome verschlechtern oder verbessern. Sie hören nach den Gefühlen und Erinnerungen in solchen Situationen.

Auf dieser Grundlage lässt sich oft erst die sachgerechte Behandlung eines Tinnitus-Leidens einleiten, ggf. dann durchaus in der Bahnung der notwendigen Schritte und unter Erweiterung der Diagnostik auch um die weiter unten vorgestellten psychologischen Untersuchungsmethoden. Oft stellt sich dann beispielsweise heraus, dass die Krankheit die erste Gelegenheit ist, sich überhaupt für sich Zeit zu nehmen, in sich hineinzuhören und - so merkwürdig das klingen mag - in der Krankheit Verantwortung für die eigene Gesundheit zu übernehmen. Möglicherweise verhält sich dann das sensible Empfindungsorgan Innenohr für den Körper wie eine Sicherung, die bei Überlastung herausspringt, eine Notbremse für den ganzen Menschen, der bisher vielleicht am wenigstens auf sich selbst geachtet hat.

So erzwingt die Krankheit ein Verhalten, das sich Menschen ohne diese nie erlaubt hätten. Nicht selten erweist sich aber auch das Tinnitusleiden als körperlicher Kristallisationspunkt oder Ausdruck für eine darunter verborgene psychische Belastung.

Aber auch bei denen, die ganz objektiv durch eine Lärmbelastung oder einen Infekt zu ihrem Tinnitus gekommen sind, entscheidet die im bisherigen erworbene Persönlichkeitsstruktur und das bisher Erlebte und Erlernte, ob der Tinnitus zum Leiden oder zu einem wie immer gearteten, aber nicht bedrohlichen Tinnitus-Erleben wird.

Meistens zeigt sich die menschliche Eingebundenheit nicht so offensichtlich wie in der Karikatur:

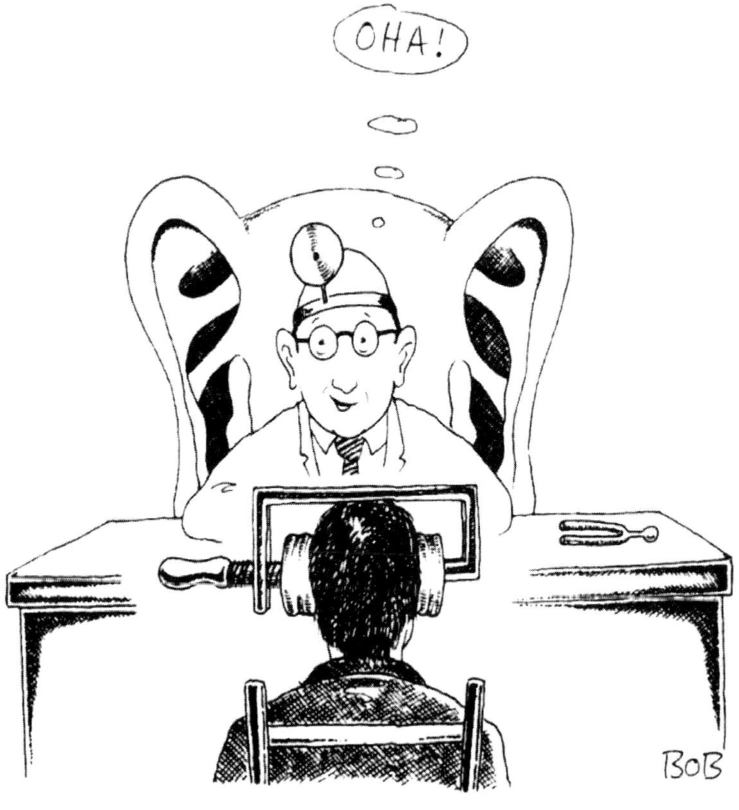

## Fragen, die der Arzt stellt

- Seit wann hören Sie dieses Geräusch?

- Seit wann sind Sie sicher, dass Sie dieses Geräusch **nicht** in der Außenumgebung gehört haben?

- Können Sie die Qualität und die Art des Tinnitus genau beschreiben?

- Ist ein Druck auf den Ohren hinzugekommen?

- Ist bei Ihnen Unwohlsein oder Schwindel aufgetreten? Wenn ja, können Sie dieses Unwohlsein oder den Schwindel genauer beschreiben?

- Haben Sie das Gefühl, dass sich auch Ihr Hörvermögen verändert hat?
- Können Sie die Begleitumstände schildern?

- Ist etwas Besonderes aufgetreten vor dem Tinnitus?

- Ist Ihnen ein Lärmereignis bekannt?

- Müssen Sie dauerhaft unter Lärm arbeiten?
- Was genau bewirkt der Tinnitus jetzt? Schildern Sie dies in eigenen Worten.

- Was davon besteht seit Auftreten des Tinnitus, was kennen Sie auch schon vorher ohne Auftreten des Tinnitus?

## 4.2 Die hals-nasen-ohrenärztliche Untersuchung

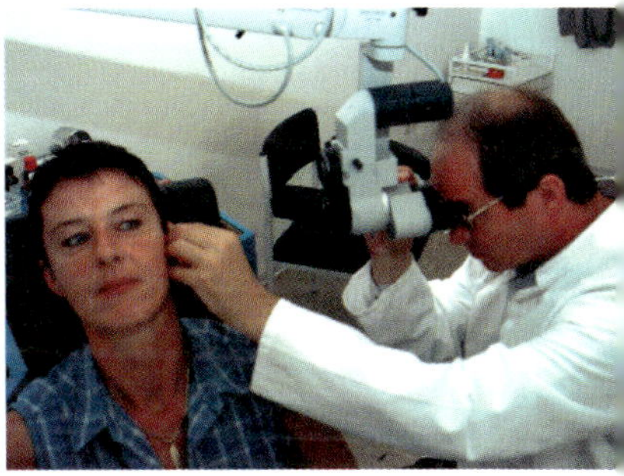

An die Erhebung der Krankengeschichte schließt sich eine Untersuchung des Hals-Nasen-Ohren-Bereichs an.

Dies ist in dieser Ausführlichkeit notwendig, da diese Organsysteme an vielen Stellen eng miteinander verbunden sind. Bei der Untersuchung zeigt sich, ob ein Ohr verstopft ist, ob die Ohren in Ordnung sind oder ob etwa im Ohr oder in der Nase Auffälligkeiten zu finden sind.

## 4.3 Der Hörtest (Audiogramm)

Beim Tinnitus schließt sich der Krankengeschichte und der organbezogenen Untersuchung ein Hörtest, die Audiometrie, an.

### 4.3.1 Die "Luftleitung"

Bei der Durchführung des Hörtestes werden Ihnen über einen Kopfhörer sieben bis zehn für das menschliche Hörempfinden wichtige Frequenzen vorgespielt. Dabei gelangt der Schall – über die Luft – in das Außenohr und das Mittelohr bis zum Innenohr. In der Fachsprache heißt dieser Teil der Hörprüfung deswegen die "Luft-Leitung". Die Ausgangslautstärke entspricht dem durchschnittlichen Hörvermögen von normalhörenden Jugendlichen.

Dies wird als "Null"-Linie bezeichnet.

Daher gibt es "Minuswerte", falls Sie an bestimmten Frequenzen noch besser hören als normalhörige Jugendliche.

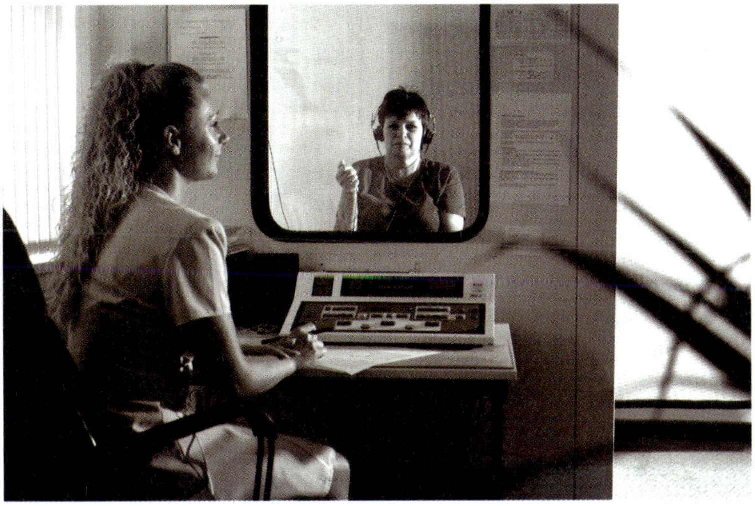

Davon ausgehend wird nacheinander die Lautstärke jeder Frequenz in Stufenschritten (um je 5 dB) solange erhöht, bis der Ton gehört wird.

Festgehalten wird dies in einem Tonschwellen-Audiogramm:

***Hörtest bei Normalhörigkeit***

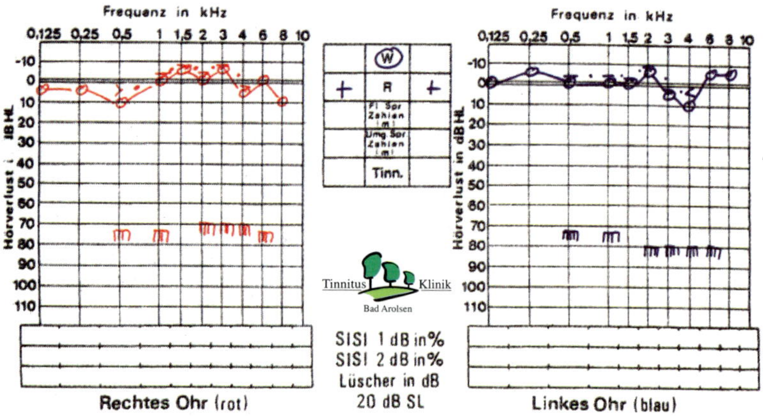


Sie können nun auf den Abbildungen auf der Querreihe die einzelnen Frequenzen mit der Bezeichnung Hz erkennen:

Links finden Sie die tiefen Töne (125 Hz-2000 Hz), in der Mitte die mittleren Töne (2000-4000 Hz) und rechts die hohen Töne (4000-8000 Hz).

Die senkrechte Reihe gibt in dB ausgedrückt die einzelnen Lautstärken an. Die Skala reicht von -10 bis zu 110 dB.

Bei einem gesunden Ohr liegt die Verlaufskurve altersabhängig zwischen den Werten 10 dB und 20 dB, beim geschädigten Ohr weicht die Kurve deutlich nach unten ab.

Ein wichtiger Anhaltspunkt ist die Linie bei 60 dB, das ist die Lautstärke, in der normalerweise miteinander aus einem Meter Entfernung gesprochen - und verstanden wird.

## 4.3.2 Die Knochenleitung

Der gleiche Test wird wiederholt. Diesmal bekommen Sie aber keinen Kopfhörer aufgesetzt, sondern Sie müssen sich einen schallgebenden Tonknopf an den Knochen hinter dem Ohr, dem Mastoid, halten. Der Schall gelangt also nicht über die Luft, sondern über den Schädel-Knochen zum Innenohr. Dabei wird das Außenohr und das Mittelohr umgangen.

Ansonsten ist das Vorgehen das gleiche wie bei der ersten Hörprüfung über den Kopfhörer und "die Luft".

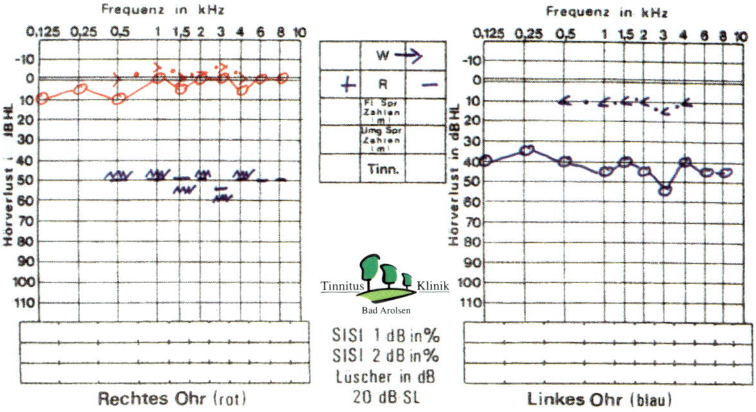


< - < - < - < - <

***Die Knochenleitung***

Die so erzielte "Knochenleitung", hier im rechten Bild erkennbar an den < - < - < - < - < wird ebenfalls im Audiogramm festgehalten.

Dabei sind die Werte so geeicht, dass die Ergebnisse der Luftmessung und der Knochenmessung nahezu gleich ausfallen, wenn - wie im linken Bild - keine Hindernisse auf dem Weg ins Innenohr vorliegen.

Liegt aber eine sog. Schallleitungsstörung vor, etwa im äußeren Ohr (Ohrpropf) und/ oder im Mittelohr (Gehörknöchelchen-Verkalkung), zeigt sich wie rechts eine bessere Hörfähigkeit über die Knochenleitung als über die Luftleitung.

Der Grund dafür ist, dass das Hindernis oder die Schwachstelle im Mittel- und Außenohr über den - beide umgebenden - Schädelknochen umgangen wurde.

Wenn aber der Schall ungehindert das Innenohr erreicht hat, dort aber nicht richtig empfangen und weitergeleitet werden kann, liegt eine sogenannte Schall-Empfindungs-Störung vor, wie auf der nun unten zu findenden Abbildung.

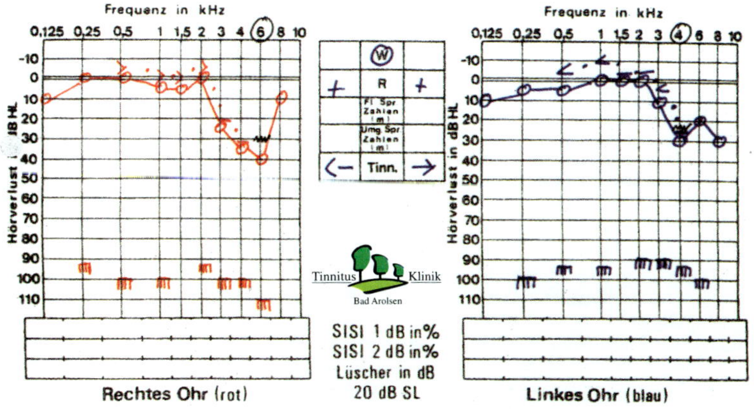


***Hörtest bei einer "Schall - Empfindungs - Schwerhörigkeit" des Innenohres im Hochtonbereich. Dabei ist „nur" das Innenohr betroffen.***

### 4.3.3 Das Sprachaudiogramm

Der Hörtest mit einfachen Tönen ist eine wichtige Grundlage der Hörprüfung. Entscheidend für unser Zuhörenkönnen ist aber das Hören und Verstehen der Sprache.

Da die menschliche Sprache zu großen Teilen im Frequenzbereich zwischen 500 und 3000 Hz liegt, wird das Audiogramm in diesem Bereich genauer geprüft.

Als grober Anhalt wird eine Einschränkung des Sprachverständnisses dann vermutet, wenn bei mindestens zwei Frequenzen zwischen 500 und 3000 Hz der Hörabfall größer ist als 30 dB.

Aber auch schon, wenn der Hörverlust bei 2000 Hz 30 dB übersteigt, kann sich eine bedeutende, dann ggf. mit Hörgeräten auszugleichende Hörstörung ergeben.

Im Sprachaudiogramm werden – nur über den Kopfhörer - einzelne Zahlenreihen vorgespielt. Man beginnt mit einer Lautstärke, die Ihren Ergebnissen angepasst ist, und erhöht diese von Testreihe zu Testreihe.

Anschließend werden Ihnen standardisiert festgelegte Reihen einsilbiger Testwörter ebenfalls über den Kopfhörer vorgespielt.

Es wird dann ausgezählt, wieviel Prozent Zahlen bzw. Wörter bei den verschiedenen Verstärkungen verstanden wurden.

Diese Untersuchung ist unerlässlich bei der Fragestellung, ob ein Hörgerät die Hörsituation verbessern kann.

Liegt das Sprachverständnis - wie unten zu sehen - bei 60 dB unter 70-80%, so ist meist eine Hörgeräteversorgung sinnvoll.

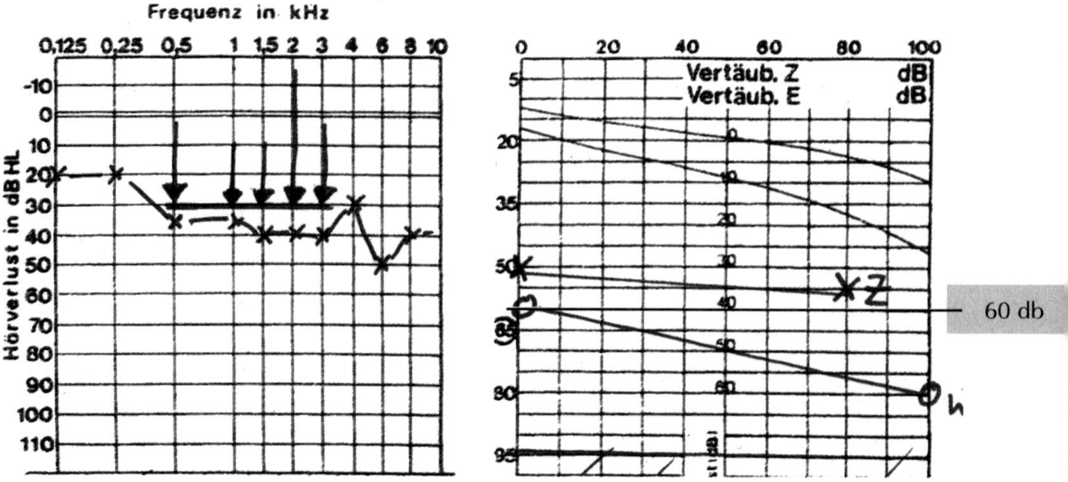

## 4.4 Otoakustische Emissionen

"Otoakustische Emissionen" heißt übersetzt: akustische Aussendungen aus dem Ohr. Registriert werden können die spontanen Schallphänomene aus dem Ohr. Die äußeren Haarzellen können aber auch sehr differenziert "angeschallt" und ihre Reaktionen gemessen werden.

Diese dabei entstehenden sehr leisen Töne aus dem Innenohr können nun mit Hilfe feinster Mikrophone und insbesondere der immer umfangreicheren Anwendung der Computertechnik gemessen und ausgewertet werden.

Nützlich bei der Erstellung einer genauen Diagnose sind "Otoakustische Emissionen" besonders dann, wenn der Hörtest unauffällig ist, aber dennoch ein Tinnitus besteht.

Die Messmethode findet in jedem Fall ihre Grenze auf dem jetzigen Stand der Technik ab einem Hörverlust von über 40 dB.

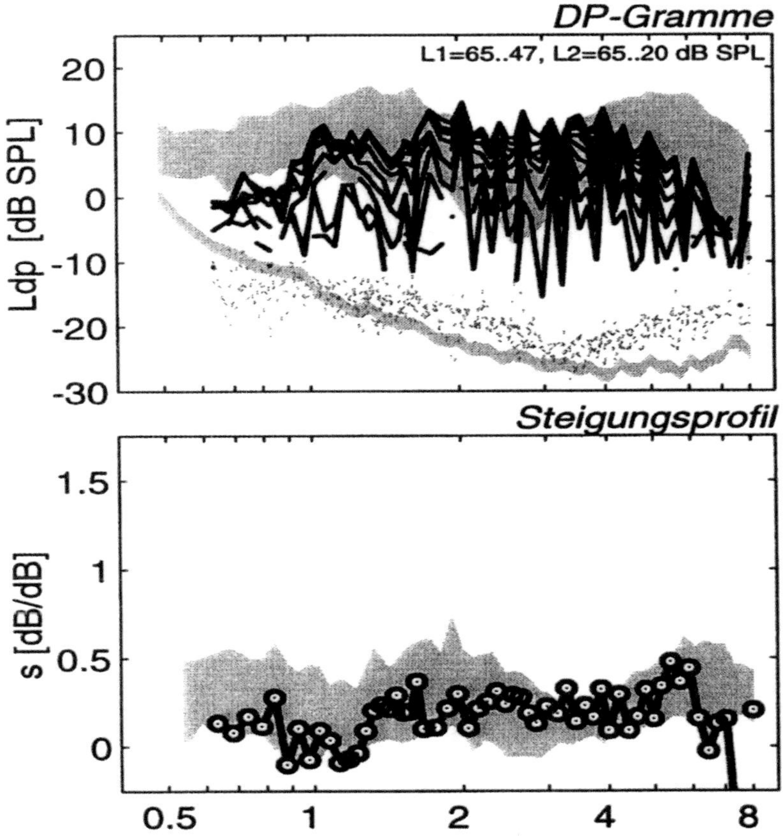


*Zu sehen sind im oberen Kasten deutliche „Antworten“ der „äußeren Haarzellen“ bei einem gut hörenden Menschen. Die einzelnen Kurven wurden bei verschiedenen Lautstärken erzielt. Im unteren Kasten finden sich die errechneten „Steigerungsprofile“.*

4

## 4.5 BERA (Brain Electric Response Audiometry)

Bei dieser Hörprüfung wird der Weg der Hörimpulse vom Innenohr bis zum Hörzentrum verfolgt. Dazu werden definierte Geräusche mit einem Kopfhörer eingespielt.

Die dadurch erzeugten Hirnströme werden am Kopf wie bei einem EEG abgeleitet. So kann - ohne Strahlenbelastung – ermittelt werden, ob sich z.B. ein Hindernis auf dem Weg vom Innenohr zum Gehirn befindet. Dies könnte zum Beispiel ein Tumor sein, was glücklicherweise sehr selten bei Hörstörung ursächlich der Fall ist. Dennoch muss diese Möglichkeit sicher ausgeschlossen werden und deshalb wird dieses Verfahren oft eingesetzt.

Bei Schwerhörigkeit über 50 dB verliert sie allerdings ihre Aussagekraft. Dann müssen doch andere Verfahren wie das Computertomogramm eingesetzt werden.

## 4.6 Bildgebende Verfahren

Röntgen, Ultraschall, Computertomogramme und Kernspinuntersuchungen usw. bieten bei der Diagnostik des Tinnitus nur selten eine direkte Hilfe, etwa bei Unfällen oder kompletten Funktionsausfällen. Sie können aber zum Ausschluss anderer Krankheitsbilder, insbesondere von Tumoren oder der Multiplen Sklerose, notwendig sein.

## 4.7 Die Manualtherapeutische Untersuchung

Manualtherapeuten untersuchen bei diesem Krankheitskreis die Funktion und die Beweglichkeit der gesamten(!) Wirbelsäule in jedem Wirbelabschnitt. Unter Beachtung der biomechanischen Möglichkeiten wird dann der Bewegungsausschlag und die Bewegungsqualität der einzelnen Abschnitte beurteilt. Die auf dieser Grundlage ermittelten Befunde, ob z.B. ein Gelenk übermäßig oder eingeschränkt beweglich ist, werden ggf. den von den Patienten angegebenen Störungen und Schmerzen zugeordnet.

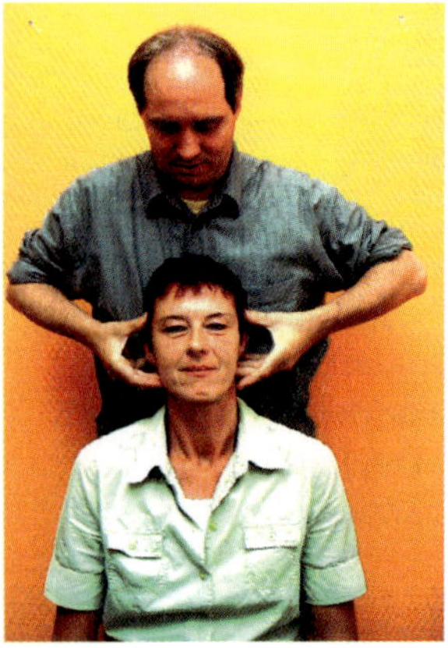

Nach umfassenden Sicherheitstests für die Halswirbelsäule versuchen Manualtherapeuten dann, u.a. durch Dehnung und Längung, zu einer ausgewogenen Funktion der einzelnen Wirbelgelenke beizutragen.

Manualtherapeutische Untersuchungen und Behandlungen sind wichtig, da es auch bei Fehlfunktionen der oberen Halswirbelsäule zu Hör- und Gleichgewichtsstörungen kommen kann, die wegen der sehr anderen Behandlung abgegrenzt werden müssen.

## 4.8 Psychologische Diagnosemöglichkeiten

Um die veränderbaren Anteile des Leidens mit dem Patienten zu verstehen, steht dem psychotherapeutisch arbeitenden Experten ein eigenes Handwerkszeug zur Verfügung.

Im Vordergrund steht dabei die individuelle Lebens- und Lerngeschichte mit all ihren Erfolgen, Bemühungen, Stolpersteinen und Schwierigkeiten, besonders nun hinsichtlich von Lösungsmöglichkeiten.

***Wichtig für Betroffene und Behandler ist zu verstehen, was beim Leiden am Tinnitus veränderbar ist.***

In bis zu fünf probatorischen (Probe-) Gesprächen von 50 Minuten geht es darum, herauszufinden, ob Sie sich vom Therapeuten verstanden fühlen und die Zuversicht gewinnen können, dass er ein kompetenter Partner bei der Lösung Ihres Problems sein kann.

Beim Leiden am Tinnitus kann der Psychologe dann kompetent sein, wenn er auch organisch – zumindest grob – Bescheid weiß.

**Aber Achtung:**

Die Lösungen ermöglichen und durchführen muss dann jeder selbst.

**Was erwartet Sie beim Psychotherapeuten?**

**Er wird Sie**

- bitten, Ihren Tinnitus mit Ihren Worten und Ihren Empfindungen zu schildern,
- fragen, welche Auswirkungen der Tinnitus auf Sie und Ihre Umgebung hat,
- fragen, für welche konkreten Ziele Sie seine Hilfe wünschen,
- - je nach Arbeitsansatz unterschiedlich gewichtet - nach den Faktoren fragen, die Ihren Tinnitus hervorgerufen haben könnten,
- nach Einflüssen fragen, die Ihren Tinnitus aufrecht erhalten,
- nach Ihrer persönlichen Vorstellung von Krankheit und Ihrem Verlauf fragen.

4

## Testdiagnostik

### Tinnitus-Fragebogen nach Goebel

Zur Einstufung des Tinnitus-Schweregrades hat sich der Tinnitus-Fragebogen von Gerhard Goebel im gesamten deutschsprachigen Raum etabliert. Er ist zu einem wichtigen Element auch bei der Erforschung von Behandlungsergebnissen geworden.

Konkret dient der Test zur Bewertung des subjektiven Schweregrades des Tinnitus-Empfindens. Der Tinnitus-Fragebogen besteht aus 52 Fragen, die sich insgesamt zu 6 Unterkategorien zusammenfassen lassen. Über die Zusammenzählung der unterschiedlich gewichteten Aussagen wird der Schweregrad ermittelt. Dabei gestalten sich die Schweregrade wie folgt:

| | |
|---|---|
| **Leicht:** | **0 - 30** |
| **Mittelgradig:** | **31 - 46** |
| **Schwer:** | **47 - 59** |
| **Sehr schwer:** | **60 - 84** |

Zu beachten ist, dass der Tinnitus-Fragebogen in erster Linie ein Selbst-Beurteilungsinstrument ist. Als solches ist er störanfällig und deshalb, insbesondere für Fragen vor Gericht zur Begutachtung alleine nicht ausreichend. Er wird auch als Richtmaß gerne genommen für die Beurteilung, ob das Tinnitus-Leiden noch ambulant bearbeitet werden kann oder ob eine stationäre Einweisung notwendig sein könnte.

### Die Symptom-Checkliste SCL-90-R

Die Symptom-Checkliste SCL-90-R misst die subjektiv empfundene Beeinträchtigung durch körperliche und psychische Symptome eines Menschen innerhalb eines Zeitraumes von sieben Tagen. Damit ergänzt sie den Goebel-Fragebogen um die Bereiche „Somatisierung, Zwanghaftigkeit, Unsicherheit im Sozialkontakt, Depressivität, Ängstlichkeit, Aggressivität/Feindseligkeit, Phobische Angst, Paranoides Denken und Psychotizismus".

Wie bei den anderen Fragebögen auch, ist eine Erklärung bzw. Anleitung den Fragen vorangestellt. Dabei gibt es kein "richtig" oder "falsch", sondern jeweils nur Antworten, die mehr oder weniger stimmig auf Sie zutreffen.

Gemessen wird

- die grundsätzliche psychische Belastung,
- die Intensität der Antworten
- und die Anzahl der Symptome, bei denen eine Belastung vorliegt.

## Der „MINI“ - Tinnitus - Fragebogen nach Goebel

*Wenn man außerhalb wissenschaftlicher Forschung selbst schnell ein Bild vom Leiden am Tinnitus bekommen will, so kann man sich auch einer einfacheren Version des Tinnitusfragebogens bedienen. Diesen hat ebensfalls G. Goebel entwickelt. Genauer nachzulesen ist dies in:*
***Goebel, G: Tinnitus und Hyperakusis, Hogrefe 2003*** *und in*
***Goebel, G: Ohrgeräusche - Psychosomatische Aspekte des chronisch komplexen Tinnitus. München, Quintessenz 2002.***

# Muster

## Mini- TINNNITUS FRAGEBOGEN NACH GOEBEL

| | stimmt | stimmt teilweise | stimmt nicht |
|---|---|---|---|
| **1.** Oft sind meine Ohrgeräusche so schlimm, daß ich sie nicht ignorieren kann (35) | ❑ | ❑ | ❑ |
| **2.** Wegen der Ohrgeräusche bin ich leichter niedergeschlagen (39) | ❑ | ❑ | ❑ |
| **3.** Wenn die Ohrgeräusche andauern, wird mein Leben nicht mehr lebenswert sein (17) | ❑ | ❑ | ❑ |
| **4.** Ich bin ein Opfer meiner Ohrgeräusche (47) | ❑ | ❑ | ❑ |
| **5.** Die Ohrgeräusche sind die meiste Zeit laut (15) | ❑ | ❑ | ❑ |
| **6.** Ich wache in der Nacht wegen meinen Ohrgeräuschen häufiger auf (4) | ❑ | ❑ | ❑ |
| **7.** Aufgrund der Ohrgeräusche bin ich mit meiner Familie und meinen Freunden gereizter (24) | ❑ | ❑ | ❑ |
| **8.** Wegen der Ohrgeräusche fällt es mir schwerer, mich zu entspannen (34) | ❑ | ❑ | ❑ |
| **9.** Ich habe den Eindruck, daß ich den Ohrgeräuschen nie entkommen kann (11) | ❑ | ❑ | ❑ |
| **10.** Die Ohrgeräusche haben meine Konzentration beeinträchtigt (48) | ❑ | ❑ | ❑ |

***MUSTER***

G. Goebel
Klinik Roseneck

**Auswertung:**
stimmt: 2 Punkte;
stimmt teilweise: 1 Punkt;
stimmt nicht: 0 Punkte

**erzielt werden können:** 0 bis 20 Punkte

**Bewertung:**

| | |
|---|---|
| **leichtgradig:** | **0 - 9** |
| **mittelgradig:** | **10 - 13** |
| **schwegradig:** | **14 - 16** |
| **schwerstgradig:** | **17 - 20** |

## 4.9 Abschließende Gesamtwertung

Eine gute körperliche und psychologische Diagnostik ermöglicht in der psychosomatischen Gesamtschau die Einleitung der notwendigen Schritte und kann viele unnötige Umwege und lange Odysseen ersparen helfen.

Dabei kann - ganz grob beschrieben - das Audiogramm (der Hörtest) Auskunft geben über die Funktionsfähigkeit der inneren Haarzellen.

Durch die Otoakustischen Emissionen erfahren wir vieles über die Re-Aktionsfähigkeit der äußeren Haarzellen.

Die BERA leitet die Nervenimpulse bis hin zum hörverarbeitenden Zentrum ab und gibt u.a. Hinweise über die Möglichkeit eines Tumors im hörverarbeitenden System.

Meist lassen sich die stets individuellen Tinnitusformen im Sinne einer Verständnis- und Arbeitsgrundlage unterscheiden.

So ist es für das weitere Handeln bedeutsam, ob ein durch Lärm verursachter Tinnitus bei 6000 Hz vorliegt, der einen objektiven Schaden im Innenohr hinterlassen hat, oder ob bei einem gut hörenden Menschen ohne Organschaden die äußeren Haarzellen bei 6000 Hz "wirbeln".

Unter Einbeziehung der psychologischen Diagnostik kann die individuelle Leidensgeschichte besser verstanden werden.

Dabei sind die oben aufgeführten Ansätze und Untersuchungsmöglichkeiten bei Tinnituspatienten sinnvoll vielfältig erweiterbar, insbesondere um die Einbeziehung des Körpererlebens und des Körperbildes.

Dann ist es symptombezogen(!) möglich, die meist vielschichtige Problematik in ihren gestaltbaren Anteilen in immer wieder sinnvolle, überschaubare Therapieschritte zu gliedern.

Der Vorteil eines solchen Vorgehens ist auch, dass sowohl körperliche, wie seelische als auch soziale Faktoren berücksichtigt werden können.

# Hilfe im Akutfall

# 5 Der Akute Tinnitus

Der akute, erstmalig aufgetretene Tinnitus gilt in der Bundesrepublik, ebenso wie ein akuter Hörsturz, als *Eilfall*. Dies ist so, weil die Erholungschancen um so höher eingeschätzt werden, je frühzeitiger die Therapie beginnt.

Dabei geht es aber nicht wie bei einem *Notfall*, etwa einem Herzinfarkt, um Minuten oder wenige Stunden. Wenn Sie z.B. nachts um 3.00 Uhr ein Ohrgeräusch bekommen, reicht es, morgens um 8.00 Uhr zum Arzt zu gehen. Zum einen wird ein Notarzt kaum eine ausreichende Diagnose erstellen können und deswegen bestenfalls eine unspezifische Maßnahme einleiten. Zum anderen bilden sich viele Tinnitus-Formen nach einem guten Schlaf zurück, wenn bei einem neuen Tinnitus Schlaf noch möglich ist.

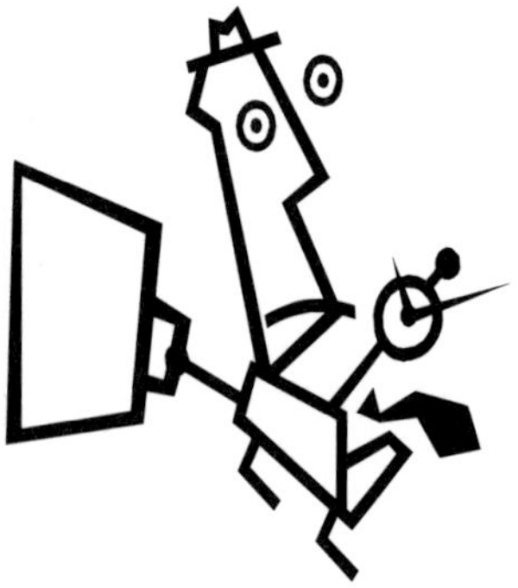

Der HNO-Arzt kann dann abklären, auf welcher organischen Grundlage der Tinnitus beruht. Im einfachsten Fall kann ein Ohrpropf entfernt werden oder der Arzt kann Ihnen die beruhigende Information geben, dass keine organische Veränderung, gegebenenfalls im Vergleich zum Vorbefund, vorliegt.

Hingegen muss umgehend gehandelt werden, wenn sich ein Tinnitus aufgrund von Hörschädigungen, wie Lärm- oder Tauchschäden oder einem Hörsturz herausgebildet hat.
Dann werden meist Infusionstherapien bevorzugt.

Grundsätzlich gilt, dass jede Aufregung und Hektik, sei es vom Patienten oder vom Arzt, nicht günstig für die Behandlung ist.

So sollte also beim Erstfall die Behandlung auf der Grundlage einer Körper und Seele berücksichtigenden Diagnose zügig und in Ruhe eingeleitet werden. Bei einem möglicherweise wiederholten Tinnitus-Leiden darf und sollte die Behandlung von dem dann schon vorliegenden Wissen über die Art des Tinnitus-Geschehens fortgeführt werden.

## 5.1 Die Infusionstherapie

Hat der HNO-Arzt aufgrund seiner Diagnose einen Anhalt für einen Hörsturz oder einen akuten Lärmschaden gefunden, so wird er Ihnen raten, sich einer Infusionsbehandlung zu unterziehen. Das gleiche gilt, wenn er nicht ausreichend ausschließen kann, dass der Tinnitus durch eine Durchblutungsproblematik bedingt ist.

Bei einer Infusionsbehandlung wird über eine sogenannte Verweilkanüle eine Flasche mit Flüssigkeit angeschlossen. Diese enthält entweder Kochsalz mit einem durchblutungsförderndem Mittel oder eine etwas stärker konzentrierte Flüssigkeit, die die Fließeigenschaft des Blutes verbessern soll. Auch dabei werden in der Regel durchblutungsfördernde Mittel hinzugegeben.

Dies geschieht in der Vorstellung, die Durchblutungssituation und/ oder die Versorgung mit Sauerstoff im akut geschädigten Innenohr zu verbessern.

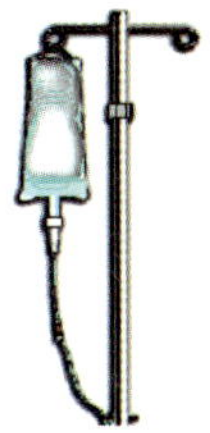

***Die Zeit zur Erholung ist ebenso wichtig wie die Infusionsgabe.***

Je nach Art und Ausmaß des Hörschadens und sicher auch nach den Einschätzungen des Arztes wird dabei mit oder ohne Cortison gearbeitet. Cortison ist insbesondere dann sinnvoll, wenn man vermutet, dass das Immunsystem eine Rolle spielen könnte und sich in diesem Falle gegen körpereigene Strukturen im Innenohr gewandt hat.

Die Infusionsbehandlung sollte in der Regel im Krankenhaus erfolgen. Dies hat auch den sinnvollen Effekt, dass man aus dem Arbeits- und familiären Umfeld heraustreten kann. Nicht sinnvoll ist dabei sicher eine Akuttherapie im 4-Bettzimmer mit frischoperierten Tumorpatienten einer HNO-Abteilung.

Grundsätzlich erreicht man die gleiche organische Wirkung auch beim ambulanten Vorgehen. Dann legt Ihnen der Arzt zu vereinbarten Terminen eine Infusion an und Sie können danach wieder nach Hause gehen.

Viele ziehen aber die ambulante Therapie deswegen vor, weil sie glauben, sie wären zu Hause oder auf der Arbeit unentbehrlich und gönnen sich nicht die nötige Ruhe. Damit ist die Therapie aber meist zum Misserfolg verbannt.

So hat sich gezeigt, dass die Zeit zur Erholung sicher mindestens ebenso wichtig ist wie die Infusionsgabe selbst, außer beim akuten Lärmschaden und akuten Tauchunfall.

Kritisch muss man hinzufügen, dass die einzelnen durchblutungsfördernden Mittel in der Anwendung statistisch nicht besser wirken als Kochsalz-Lösungen. Lediglich Cortisongaben scheinen bei plötzlichen Hörverlusten wirksamer zu sein. Die Heilungsquote liegt glücklicherweise meist bei 60-80%.

Aus unserer Erfahrung ist es wichtig, zügig zu handeln, damit sich - nach einer genauen Diagnose - das Ohr unter den günstigsten Voraussetzungen erholen kann. So halten wir, um eine gewisse Abschirmung zu erreichen, eine Infusion als "Angelschnur" und eine Verweilkanüle als "Angelhaken" der Behandlung durchaus für sinnvoll. Wichtig ist aber sicher auch in dieser Phase die verständige Zuwendung!!!

Hat sich innerhalb von 2-3 Wochen der Hörschaden oder der Tinnitus nicht befriedigend zurückgebildet, so muss überlegt werden, ob ein weiterer medizinischer Schritt sinnvoll ist. Dieser ist in der Regel bei Verdacht auf eine Durchblutungsstörung eine hyperbare Sauerstofftherapie (HBO). Diese sollte dann möglichst innerhalb der ersten 6 Wochen eingeleitet sein.

## 5.2 Die hyperbare Sauerstofftherapie (HBO)

Hyperbare Sauerstofftherapie bedeutet, dass unter erhöhtem Druck (hyperbar) Sauerstoff zu therapeutischen Zwecken zu und in den Patienten gelangt. Wichtig dabei ist das Wort "hyperbar". Es zeigt an, dass die Therapie nur durch eine Druckerhöhung möglich ist.

Damit unterscheidet sich die Methode auch von anderen sogenannten Sauerstofftherapien. Die bekannteste davon ist die sogenannte Sauerstofftherapie nach Ardenne.



Um in einen Überdruck zu geraten, muss man sich in eine geschlossene Kammer begeben. Diese war früher sehr klein, so dass nur ein bis zwei Patienten darin Platz hatten. Inzwischen werden Sauerstoff- Überdruck-Kammern so angelegt, dass sie innen ähnlich geräumig erscheinen wie ein kleines Flugzeug oder, das entspricht dem Namen eher, eine große Tauchkammer.

Der Begriff der Tauchkammer entspringt aus der Geschichte der Hyperbaren Sauerstofftherapie. Diese wurde ursprünglich angewandt zur Behebung von Tauchunfällen. Nach und nach hat sich herausgestellt, dass die Behandlung mit Sauerstoff auch für andere Erkrankungen sinnvoll sein kann.

Um nun in dieser geschlossenen Kammer eine Druckerhöhung zu erreichen, wird in diesem geschlossenen System die Luft komprimiert, das heißt, verdichtet. So wird eine Drucksituation hergestellt als wenn man 14 m tief getaucht wäre.

### Was ist das Ziel?

Erreicht werden soll, dass das Sauerstoffangebot im Blut deutlich erhöht wird.

Dazu müssen Sie wissen, dass der allergrößte Sauerstoffanteil unter normalen Bedingungen chemisch am Blutfarbstoff, dem Hämoglobin, gebunden ist. Dies funktioniert unter normalen Bedingungen so ausreichend, dass jede weitere Sauerstofferhöhung nur wenig zusätzlichen Effekt bringt. Daher ist es auch unter Normalbedingungen sinnlos, etwa 100 % Sauerstoff einzuatmen. Dies geschieht etwa bei der Sauerstoff-Mehrschritt-Therapie nach Ardenne.

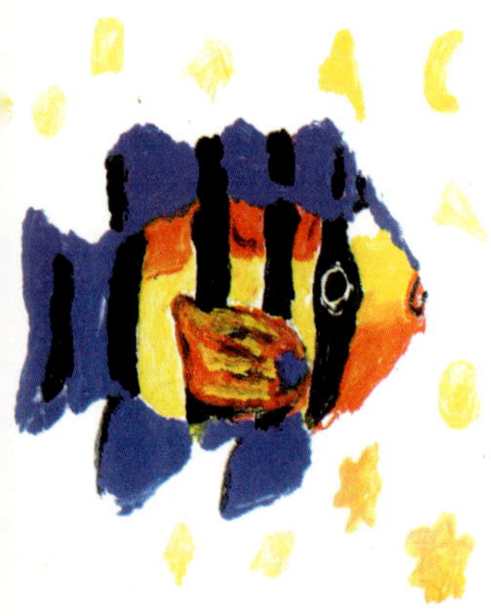

Interessant wird es allerdings, wenn der eigentlich nur geringe Anteil an physikalisch gelöstem Sauerstoff (normalerweise 2% des Sauerstoffgehalts) unter erhöhtem Druck deutlich gesteigert werden kann. Dies funktioniert ähnlich wie die Lösung der gasförmigen Kohlensäure im Mineralwasser. Je höher der Druck, desto mehr Kohlensäure wird aufgenommen. Deswegen wird der ganze Mensch in einer geschlossenen Druckkammer unter einen erhöhten Umgebungsdruck gebracht.

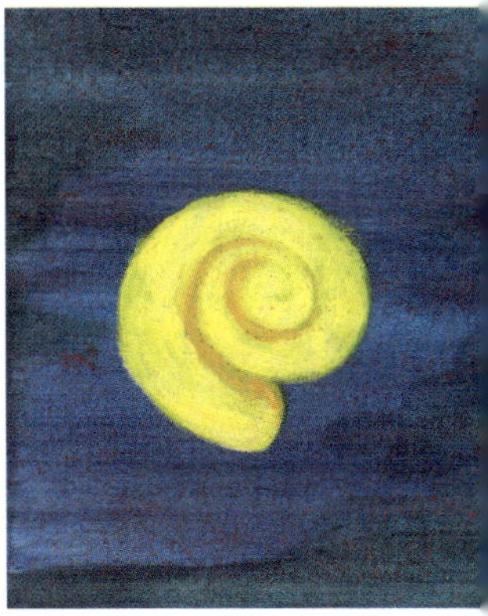

Unter genauen Bedingungen wird nun reiner Sauerstoff jeweils 20 Minuten lang zu genau vorgeschriebenen Bedingungen eingeatmet. Durch diesen Vorgang kommt es zu einer Sauerstoffanreicherung im Blut, die dann auch an das Innenohr weitergegeben wird. Dort profitiert insbesondere die Innenohrflüssigkeit (Endolymphe) von dem erhöhtem Sauerstoffangebot. Wenn nun ein Problem vorliegt, dass durch Sauerstoff gelöst werden kann, dann kann diese Therapie auch zum Erfolg führen.

So ist nun die Hyperbare Sauerstofftherapie (HBO) ein wichtiges therapeutisches Mittel, da es nachweisbar und objektivierbar das erreicht, was alle anderen Verfahren versprechen.

Die HBO bringt durch den Überdruck im Blut und in der Innenohrflüssigkeit mehr Sauerstoff in den für den Tinnitus interessanten Innenohrbereich als alle anderen Maßnahmen.

Sie kann selbstverständlich **nicht** zum Erfolg führen, wenn andere Probleme maßgeblich für das Tinnitus-Geschehen oder den Hörverlust sind. So würde es auch keinen Sinn machen, einem Auto mit einem defekten Motor vermehrt Benzin zu geben in der Hoffnung, dass dann der Motor schon wieder heile würde.

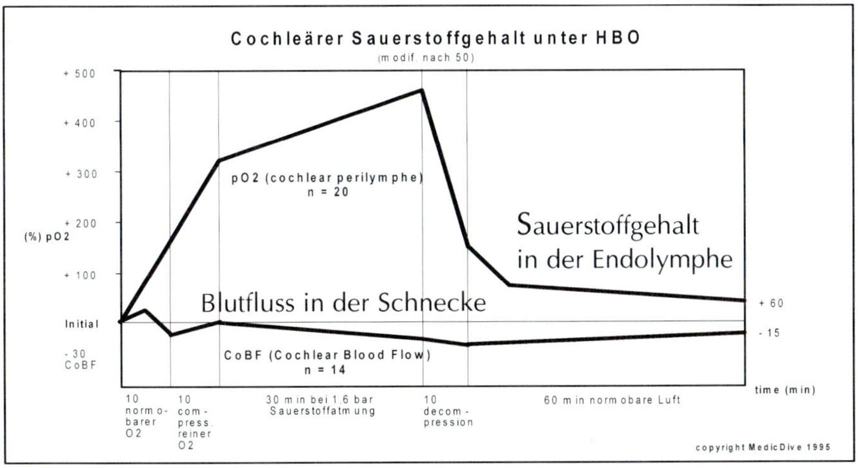


In der Abbildung erkennbar wird die Steigerung des Sauerstoffgehaltes im Blut mit Erhöhung des Druckes.

Eine reine Erhöhung der Sauerstoffkonzen-tration auf 100% in der Einatemluft bewirkt nur wenig mehr Sauerstoffgehalt im Blut. Die Erhöhung des Umgebungsdrucks hingegen bewirkt eine deutliche Zunahme des Sauerstoffgehalts.

Parallel dazu zeigt sich die für das Tinnitus-Geschehen wichtige Erhöhung der Sauerstoffkonzentration in der Innenohrflüssigkeit, der Endolymphe.

### 5.2.1 Wie komme ich zu einer Hyperbaren Sauerstoffbehandlung?

Grundvoraussetzung für die Überweisung zu einer Hyperbaren Sauerstoffbehandlung ist die Vermutung, dass tatsächlich ein Sauerstoffproblem für das Tinnitus-Geschehen oder den Hörverlust verantwortlich ist. Aufgrund der hohen Kosten der HBO ist es aber so, dass von Seiten der Krankenkassen und der Fachgesellschaften gefordert wird, dass vor der HBO eine Infusionstherapie durchgeführt wurde. Hintergrund dieser Überlegung ist, dass ein großer Teil der Hörsturz- und Tinnitus-Ereignisse spontan oder durch eine Infusionstherapie geheilt werden können.



Nachteil ist, dass bei vielen klar definierten Sauerstoffproblemen wie dem akuten Lärmschaden und dem Tauchunfall, oft viel Zeit ins Land geht, ehe eine medizinisch sinnvolle Behandlung durchgeführt werden kann.

Nach unserer Erfahrung kann aufgrund der inzwischen verfeinerten Diagnostik eine immer bessere Einschätzung vorgenommen werden, ob eine Zusatzversorgung mit Sauerstoff den Therapieerfolg erhöhen kann oder nicht. Besonders nützlich dabei sind natürlich die Hörtests, aber zunehmend auch die Otoakustischen Emissionen.

Sicher nicht mehr sinnvoll ist eine HBO, wenn 3 Monate seit Beginn des Tinnitus verstrichen sind.

**Sinnvoll ist die HBO insbesondere**

- bei akuten Lärmschäden
- wenn im Audiogramm (Hörtest) und
  bei den OAE (Otoakustischen Emissionen)
  nachvollziehbare akute Hörschädigungen vorliegen.

**Nicht sinnvoll ist die HBO bei**

- Tinnituserkrankungen, bei denen ein normales Gehör ohne nachweisbare Schäden der äußeren Haarzellen vorliegt.
- Tinnitus-Ereignissen ohne messbaren Hörverlust gegenüber den alten Befunden.
- Hörschwankungen bei Endolymph-Prozessen.
- Der Menièreschen Erkrankung.

Die Hyperbare Sauerstofftherapie ist wahrscheinlich ***eher ungünstig*** bei Tinnitus-Patienten, die bei Normalhörigkeit eine gesteigerte äußere Haarzell-Aktivität aufweisen. Dies lässt sich meist mit Hilfe der Otoakustischen Emissionen feststellen. Hier kann die vermehrte Sauerstoffzufuhr möglicherweise diese gesteigerten Haarzellaktivitäten noch verstärken.

## 5.3 Infusion, HBO und dann?

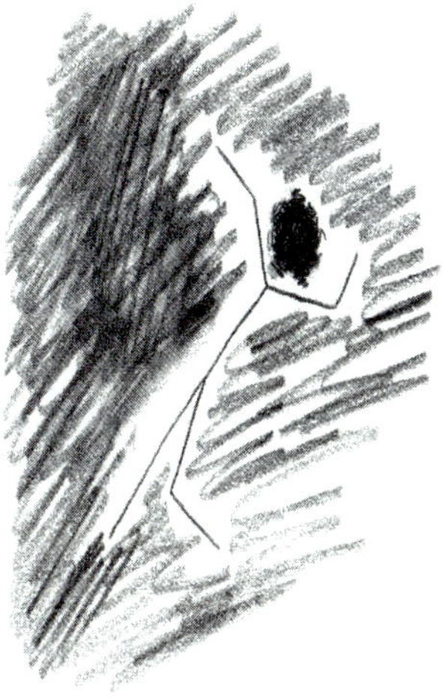

Auch wenn mit und ohne Infusionen oder HBO "alles noch mal gut gegangen ist", sollten Sie trotzdem die Umstände ernst nehmen, über die das hochsensible Hörorgan plötzlich "gestürzt" oder gestolpert ist.

Um daraus sinnvolle Schlüsse für sich zu ziehen, ist es wichtig, über die sogenannten objektiven Fakten hinaus die ganz individuelle Situation zu berücksichtigen. Sonst reden Behandler und Behandelte aneinander vorbei oder Sie wenden sich vom einen zum anderen, bis Sie sich verstanden fühlen. So muss vor allem für jeden Behandlungsvorschlag auch in der akuten und nicht mehr ganz so akuten Situation die äußere und die innere Realität berücksichtigt werden.

### 5.3.1 Ist eine Tinnitus-Dekompensation absehbar?

Obwohl viele Menschen von Tinnitus betroffen sind, gelingt es den meisten „irgendwie" und meistens innerhalb von drei Monaten mit dem „Pfeifen, Dröhnen oder Zischen" im Ohr umzugehen.

Dennoch entwickelt sich bei doch fast 500.000 Menschen in der Bundesrepublik ein komplexes Tinnitus-Leiden mit Schlafstörungen, Nervosität, Konzentrationsstörungen bis zu einer depressiven Entwicklung.

Eine Forschungsgruppe der Universität Köln konnte in der Zusammenarbeit zwischen HNO-Kliniken und Psychosomatik an Hörsturz-Patienten herausarbeiten, wer mit einem hohen Risiko behaftet ist, ein komplexes Tinnitus-Leiden zu entwickeln.

*Olderog, M.; Langenbach, M.; Michel, O.; Brusis, T; Köhle, K. (2000) : Prädiktoren und Mechanismen der ausbleibenden Tinntus-Toleranzentwicklung - eine Längsschnittstudie. Laryngo-Rhino-Otol 83: 5 - 13*

Dabei fanden sie heraus, dass dazu insbesondere Menschen gehören,

- die - teilweise schon vorhandene - Einschlafstörungen direkt dem Tinnitus anlasteten (Attribuierung auf den Tinnitus),
- die - schon vor Wahrnehmung des Tinnitus - eher ängstlich waren
- und die - schon länger - mit dem Leben eher unzufrieden waren.

Dies lässt darauf schließen, dass diese Tinnitus-Patienten schon zum Zeitpunkt des Auftretens der Ohrgeräusche wichtige psychische Handicaps aufweisen.

Dies spricht dafür, dass es sinnvoll ist, nicht nur eine gute neurootologische Abklärung mit Ohruntersuchung und Hörtests vorzunehmen, sondern auch psychische Komponenten - etwa durch eine ent-sprechende Testdiagnostik oder durch psychotherapeutische Fachkompetenz - einzuschätzen. Dann könnte zumindest versucht werden, eine frühzeitige psychotherapeutische Hilfestellung einzuleiten.

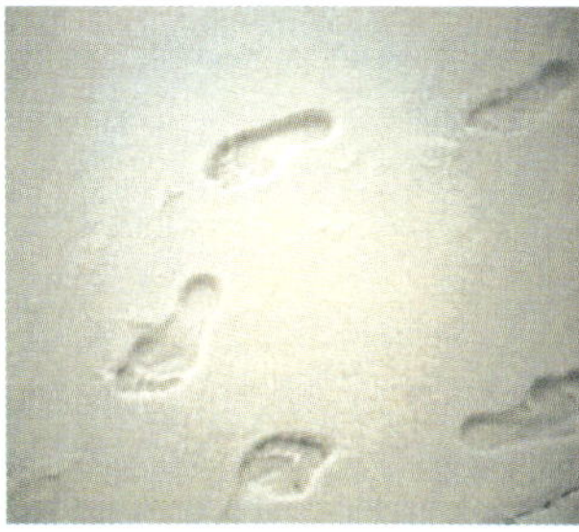

Oft muss erst das Leiden am Tinnitus hinzukommen, um genauer hinhören zu müssen. Dann beginnt aber meistens eine ausgedehnte Irrwanderung durch die Warte- und Behandlungszimmer verschiedenster Ärzte, leider häufig auch selbst ernannter "Heiler".

## 5.3.2 Leidenswege

Bei einem 55-jährigen Mann, der schon seit längerem etwas schwer hört, tritt plötzlich ein Ohrgeräusch auf. Nachdem er ca. zwei Tage lang nach der Quelle des Geräusches gesucht hat, erzählt er seiner Frau davon. Diese kann das Geräusch nicht hören, hat aber vom Tinnitusleiden gelesen und weiß ihrem Mann zu berichten, dass dies eine ernsthafte Krankheit ist.

Darüber hinaus besorgt sie ihm Artikel aus der Arztpraxis, wo das Tinnitusleiden in seinen Schrecken beschrieben wird. Dabei sind Depressionen und teilweise auch Selbstmorde ausführlich geschildert.

Jetzt wendet sich der Mann an den HNO-Arzt, der eine Schwerhörigkeit feststellt und Infusionen durchführt. Dabei kommt der Mann mit Anderen in Kontakt, die ebenfalls von ihrem Tinnitusleiden erzählen. Daraufhin wird der Tinnitus immer lauter wahrgenommen.

Nun kann der Mann nachts nicht mehr schlafen und wird immer verzweifelter. Da bei den Infusionen der Tinnitus immer lauter wird, wendet er sich in seiner Not an die Deutsche Tinnitus Liga. Das Material, dass er zugesendet bekommt, beruhigt ihn teilweise, aber er stellt nach und nach alle Krankheitszeichen an sich fest, die in verschiedenen Artikeln als Möglichkeiten beschrieben wurden.

Als nach 14 Tagen der Tinnitus noch lauter geworden ist, möchte er unbedingt zur Hyperbaren Sauerstofftherapie, um zu retten was zu retten ist.

Diese wird von der Krankenkasse abgelehnt mit der Begründung, dass der Hörschaden vermutlich schon sehr viel älter sei und hier keine Aussicht auf Erfolg zu sehen sei. Nun wird die Situation des Mannes immer verzweifelter. Deswegen und für den Nachtschlaf bekommt er abends Beruhigungsmittel und tagsüber auch von seinem Hausarzt Antidepressiva. Allmählich stellt sich eine Beruhigung ein, auf Kosten einer noch nicht absehbar dauerhaften medikamentösen Therapie.

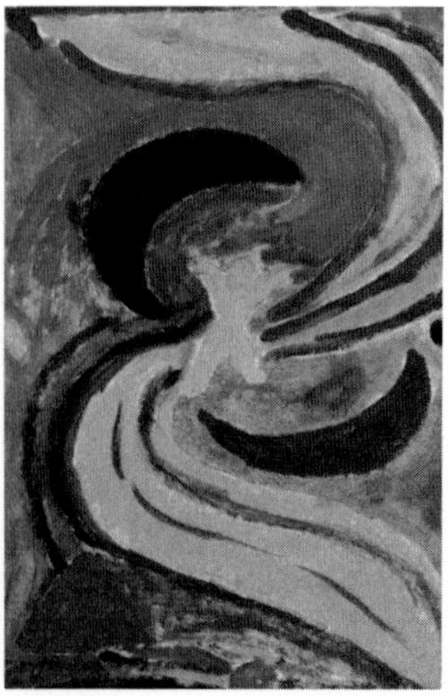

Über die Tinnitus-Selbsthilfegruppe findet der Mann Rückhalt und Verständnis und er erfährt die Adresse eines Experten. Mit diesem geht er die Befunde und die Gesamtlage durch.

Zu seinem großen Erstaunen erklärt dieser ihm den Tinnitus als ein wichtiges Zeichen der Schwerhörigkeit. Er weist ihn darauf hin, dass er mit Hörgeräten nicht nur seine Hörsituation, sondern auch den Tinnitus verbessern kann.

Zunächst noch ungläubig versucht der Mann über die nächsten Monate, Hörgeräte zu tragen. Obwohl anfänglich mit vielen Schwierigkeiten und Rückschlägen verbunden, stellt er dabei fest, dass er nicht nur seine Frau, sondern auch seine engeren Bekannten wieder besser verstehen kann. Nun treten auch weniger Missverständnisse und ärgerliche Reaktionen auf. Er erfreut sich an den wieder zu hörenden, auch leisen Geräuschen wie dem Blätterrascheln und dem Schneeknirschen.

Die Antidepressiva können nach und nach abgesetzt werden und eine normale Tätigkeit ist wieder möglich.

Was Sie an diesem Beispiel sehen, ist, dass der aufgeschreckte Mann dem neuen Ton solange nachgehen musste, bis eine für IHN befriedigende Information erreicht wurde.

Dabei ist der hier beschriebene lange Weg leider durchaus typisch und wäre durchaus ausdehnbar um viele weitere Stationen.

Erst als ausreichende Informationen vorlagen und das eigentliche Problem, in diesem Fall die Schwerhörigkeit, therapiert wurde, konnten sich langsam Verbesserungen einstellen.

Trotz des langen Umweges hatte sich dann nach einem halben Jahr die Situation des Patienten grundlegend verbessert. Der vorher Schwerhörige und nur noch mit seinem engsten Umfeld Kommunizierende konnte nun an sehr viel mehr Gemeinschaft teilnehmen.

Er konnte so besser hören und er selbst wurde besser verstanden. So entfielen viel Ärger und Missverständnisse über das schlechte Hören mit entsprechenden sozialen Rückzugstendenzen.

### 5.3.3 Ein anderer Weg zur Besserung:

Ein Mensch behält nach einem Hörsturz ein hohes Klingeln zurück. Die sofort eingeleitete Therapie konnte die Hörminderung soweit zurückdrängen, dass eine Hörgeräteversorgung nicht nötig war.

Der Therapeut klärte ausreichend darüber auf, dass weder durch die leichte Hörminderung noch durch den weiterhin vorhandenen Tinnitus ein bleibender Schaden entstanden ist.

Verdeutlicht wurde auch, dass er mit diesem guten Befund alle seine Berufs- und Lebenswünsche verwirklichen könnte.

Bei den Entspannungsverfahren konnte er zwar immer beim Hinhören seinen Tinnitus wahrnehmen, wurde dadurch aber nicht gestört.

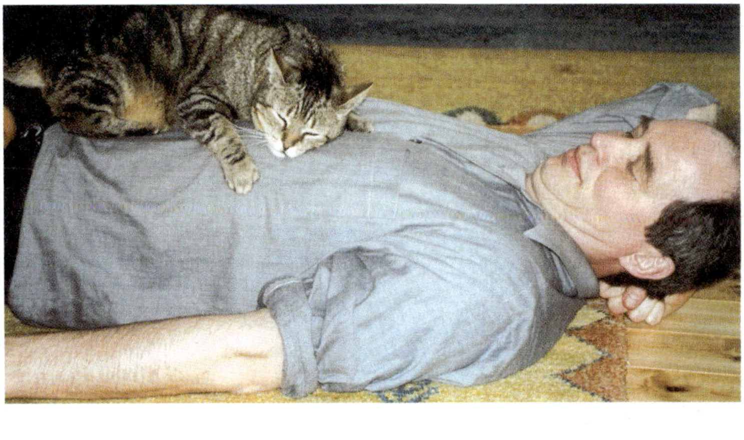

Tinnitus Klinik
Grosse Allee
Arolsen

H. Schaaf und G. Hesse

# Endolymphschwankungen

## im Ohr (Gehör) und im Gleichgewichtsorgan

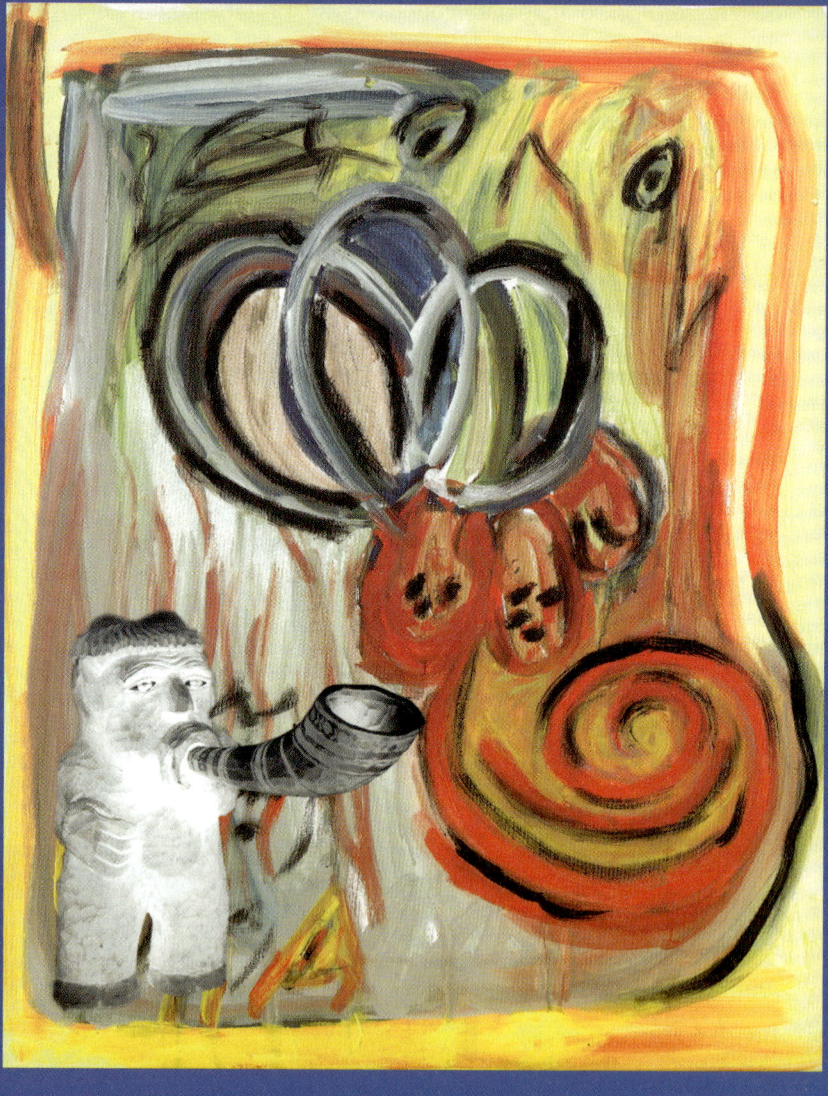

Kochleäre Endolymphschwankungen & Morbus Menière

# Die Bewältigung des chronischen Tinnitus

# 6 Der Chronische Tinnitus

Wenn der Tinnitus länger als drei Monate besteht, liegt ein chronischer Tinnitus vor.

Dies betrifft circa 10 % der Bevölkerung Europas und der Vereinigten Staaten. Von diesen haben sich die allermeisten "irgendwie" mit ihrem Tinnitus arrangiert.

Dies kann und darf in der Regel auch so bleiben, wenn nicht aus anderen Gründen Ängste und Befürchtungen oder auch seelische Prozesse hinzukommen.



0,5% -1% der Gesamtbevölkerung aber erkranken so ernsthaft, dass sie wegen der Folge- und Begleitstörungen eine Behandlung nachfragen müssen. Der Fachbegriff für diese Erkrankung heißt dann chronisch - k o m p l e x e s Tinnitus - L e i d e n.

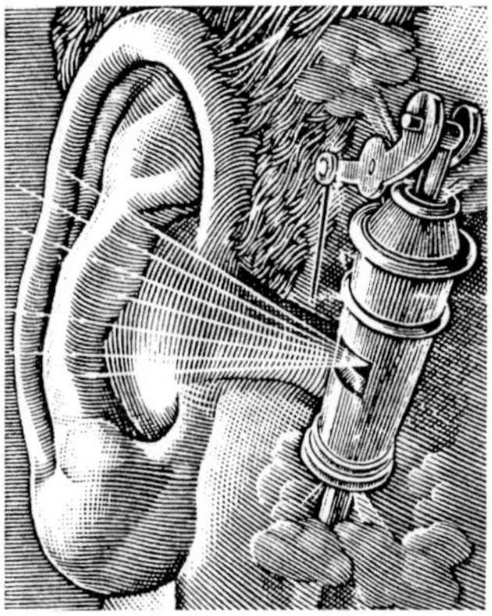

**Aus dem Titelbild des „Klassikers" von G Goebel: Psychosomatische Aspekte des chronisch komplexen Tinnitus.**

Dabei können sich einstellen:

- Fixierung auf das akustische Phänomen Tinnitus,
- Konzentrationsmängel, Nervosität,
- Unruhe und Unrast bis hin zu Schlafstörungen,
- depressive Entwicklungen bis zur Gefährdung der Arbeitsfähigkeit.

Es ist möglich, dass sich dies krisenhaft entwickelt.

In dieser Phase ist es wichtig, das Leiden am Tinnitus zu behandeln und nicht das alleinige "Heil" darin zu suchen, den Tinnitus unbedingt auslöschen zu wollen.

## Man kann nicht Nicht-Wahrnehmen

Ein Grund, warum es wichtig ist, nicht in allererster Linie den chronischen Tinnitus, sondern das Leiden am Tinnitus zu behandeln, sei jetzt gezeigt:

**Versuchen Sie bitte für 2 Minuten**

**NICHT**

**an Ihren Tinnitus zu denken.**

Lesen Sie erst dann in der Fußnote weiter.

**Versuchen Sie bitte jetzt,**

**sich einen rosaroten Elefanten vorzustellen,**

**der eine grüne Jacke trägt.**

Sie werden gehört haben, dass es nicht geht, NICHT an den Tinnitus zu denken. Wir haben nicht die Entscheidungsfreiheit, an etwas NICHT zu denken. Aber wir haben die Möglichkeit, an etwas anderes zu denken und so die Wahrnehmung auch des Tinnitus in den Hintergrund treten zu lassen.

Immer, wenn der Tinnitus lauter erscheint, versuchen Sie bitte, nicht an diesen rosaroten Elefanten, mit dieser unmöglichen grünen Jacke zu denken (siehe Fußnote).

Sie sehen an diesem Beispiel, dass es durchaus möglich ist, die Lautheit Ihres Tinnitus zu beeinflussen.

Trotzdem ist es verständlich und erlaubt, dass Sie weiter den Wunsch haben, dass der Tinnitus irgendwann noch weggeht.

Ein erreichbares Ziel, auf dessen Weg die Lektüre dieses Buches schon ein Stück helfen könnte, wäre, mit dem Tinnitus ebenso gut zu leben wie ohne den Tinnitus.

Dies ist – vielleicht erweitert mit einer professionellen Unterstützung durchaus möglich, wenn nicht zusätzlich eine Schwerhörigkeit, eine Schwindelerkrankung oder eine andere medizinische Einschränkung hinzu gekommen ist. Dann kann entweder eine apparative Versorgung und/oder zusätzliche therapeutische Hilfestellungen nötig sein.

Was kann also sinnvoll getan werden?

## 6.1 Sich mit dem Tinnitus vertraut machen

### Was kann der Tinnitus und was nicht

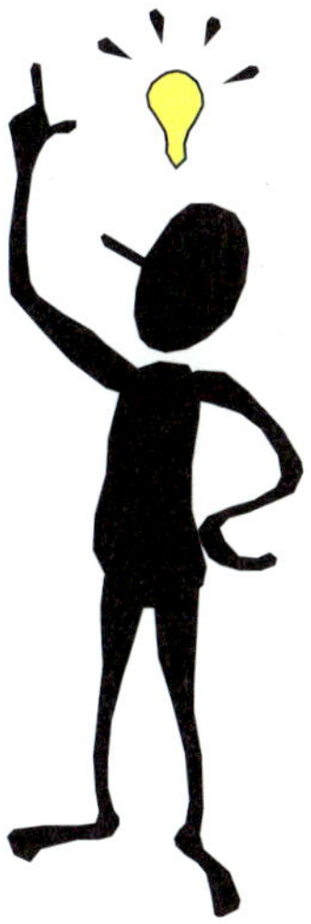

An allererster Stelle muss eine ausreichende und **FÜR SIE** nachvollziehbare Information über den Tinnitus und das Leiden am Tinnitus erfolgen. Es muss besprochen werden, was der Tinnitus alles kann und was er nicht kann. Nur so können Vorurteile und in der Regel negative Bewertungen überprüft werden.

### Folgende Erkenntnisse sind wichtig: Tinnitus ist immer ein Symptom

Wie wir schon gehört haben, ist es wichtig zu wissen, das Tinnitus immer ein Symptom - ein Zeichen einer Veränderung im sogenannten hörverarbeitenden System ist, aber nie die Krankheit selbst!

Aber auch bei gesunden Menschen ist ein Tinnitus im Prinzip vorhanden, er wird meist nur nicht als solcher wahrgenommen und - was wichtiger ist - dauerhaft beachtet. Setzen sich Menschen etwa in einer schalldichten Kammer absoluter Stille aus, so entsteht innerhalb kurzer Zeit ein akustischer Eindruck. Das liegt daran dass das Innenohr wegen seiner ständig aktiven Sinneszellen seit der Geburt ein sehr lauter Ort ist. In etwa vergleichbar ist dies mit einer Tonanlage, die bei eingeschaltetem Strom ein durchaus hörbares, meist leises Grundrauschen hat.

[2] Einfacher, als nicht an den Tinnitus zu denken, ist sich etwas anderes vorzustellen. Auch wenn Sie jetzt darüber lachen oder sich ärgern, könnte dies zumindest eine Sekunde lang weniger an Tinnitus-Lautheit bedeuten.

In der Regel werden - beide - Grundmuster im hörverarbeitenden System als Ruhe gedeutet und - überhört. In absoluter Stille ist das Rauschen aber wahrzunehmen, wenn man hinhört. Erst wenn der Strom ausgeschaltet wird, herrscht absolute Ruhe.

Wenn sich in der Hörwahrnehmung etwas ändert, kann dies als Tinnitus empfunden werden. Dazu kann ein mehr oder weniger schwerer Schaden im Innenohr führen. Es kann ohne organische Veränderung, bei bestem Hörvermögen, zu einer Senkung der Wahrnehmungsschwelle für das ganz normale Grundrauschen kommen. Dies ist z.B. möglich, wenn die inneren "Hörfilter" geschwächt oder aufgebraucht sind, wenn wir nach Arbeitsüberlastung "ent"-nervt sind oder zu viel Stress "um die Ohren" hatten. Bei kleinen organischen Änderungen, wie leichten oder langsam hinzugekommenen Hörverlusten, ermöglichen es meist zahlreiche Hör-Filter, Änderungen dieses Grundmusters als veränderten Höreindruck wegzufiltern und nicht ins Bewusstsein gelangen zu lassen. Bei chronischen Tinnitus-Eindrücken liegen oft Schädigungen im Innenohr (Lärmschäden, Hörsturz), Schwankungen in der Flüssigkeit des Innenohres oder Übererregbarkeiten oder Fehlsteuerungen bei den Nervenaktivitäten im Innenohr vor.

## MERKSÄTZE

- Tinnitus ist immer ein **Symptom**, also ein Zeichen oder Ausdruck einer Veränderung und auch einer Erkrankung.
  Das Symptom ist nie die Ursache der Krankheit. Dem Tinnitus liegt eine Änderung in hörverarbeitenden Mustern zugrunde. Dies kann z.B. eine Hörstörung sein, es können aber auch bei organisch völlig intakten Verhältnissen Hör-Filter aufgebraucht, außer Funktion gesetzt oder gestört sein.
- Es ist nach wissenschaftlichem Stand sehr **unwahrscheinlich,** dass ein chronischer Tinnitus durch eine Durchblutungsstörung aufrecht erhalten oder gar hervorgerufen wird. Dasselbe gilt für einen akuten Tinnitus ohne Hörverschlechterung.
  Daher sind alle Maßnahmen, die auf eine Förderung der Durchblutung zielen und dabei die Verbesserung dieses chronischen Tinnitus versprechen, unseriös.
  Im Gegenteil können sie dazu beitragen, dass über das Warten auf den Erfolg der Tinnitus immer mehr in die Wahrnehmung gelangt.
- Arteriosklerose ist **kein** vorbestimmender Faktor für ein isoliertes Tinnitusgeschehen oder für einen Hörsturz.
- Tinnitus ist **kein** Zeichen für Folgekrankheiten mit gestörter Durchblutung.
  Tinnitus ist deshalb auch kein Zeichen etwa für einen Schlaganfall.
  Tinnitus ist **nicht** die Grundlage für eine Geräuschüberempfindlichkeit.
  Sie haben aber oft die gleichen Ursachen.

**Das bedeutet - positiv ausgedrückt -
für die Behandlung chronischer Tinnitusformen:**

- **Die Durchblutung des Innenohres funktioniert ausreichend.**
- **Durchblutungsfördernde Medikamente sind deswegen auch entbehrlich.**
- **Die Durchblutung ist auch dann in Ordnung, wenn der chronische Tinnitus lauter empfunden wird.**
- **Die Gründe für das Lauter- und wieder Leiserwerden sind Spielbreiten im hörverarbeitenden System und in der Hirnrinde.**
- **Das tinnitusfreie Ohr ist auch dann noch gesund, wenn dort der gleiche Tinnitus wie im anderen Ohr zeitweilig mitgehört wird, da das Hören von seinen Nervenbahnen und Funktionen her beidseitig orientiert ist.**

**Weil es so wichtig ist,**

**sollen die Sachverhalte noch einmal**

**in den folgenden "Wissenssätzen"**

**ausgedrückt werden:**

- **Der Tinnitus kann weder von alleine noch mit der Zeit lauter werden. Der Tinnitus wird eher mit der Zeit immer weniger laut wahrgenommen!**
- **Der Tinnitus kann nie der Grund für eine ggf. weitere Hörverschlechterung sein.**
- **Der Tinnitus kann alleine auch nicht verrückt machen.**
- **Der Tinnitus kann <u>von außen</u> nie lauter als 10 - 15 dB (entspricht Blätterrascheln oder Computergeräusch) über der Hörschwelle gemessen werden.**

Diese **Wissens-Sätze** sind deswegen so ausführlich und aus verschiedenen Blickwinkeln aufgeführt, um Ihnen aus dem Teufelskreislauf herauszuhelfen.

Diese **Wissens-Sätze** sollen Ihre Bemühungen zur Gesundung unterstützen.

Diese **Wissens-Sätze** sollen nach und nach die Glaubens-Sätze, Vorurteile und Ihre verständlichen Befürchtungen ersetzen.

Wenn sich für einige Betroffene aber viele der Wissens-Sätze zunächst unglaublich anhören sollten, wäre es wichtig, sie mit der eigenen Erfahrung zu überprüfen.

6

## 6.2 Die Tinnitus-Lautheit

### Wie lässt sich mein Tinnitus bestimmen?

Zunächst einmal können Sie schon selbst mit Hilfe von Umgebungsgeräuschen überprüfen, wie laut Ihr Tinnitus im Vergleich ist.

Dann wäre es gut, möglichst mit Unterstützung Ihres HNO-Arztes, die eigene Tinnitus-Lautheit und - etwa an Hand Ihrer Hörkurve - die Grundlagen des eigenen Tinnitus kennen zu lernen.

Danach kann gehört und gerechnet werden:

- Wenn jemand einen Hörverlust im Bereich etwa von 6000 Hz bei 60 dB hat, so liegt der Tinnitus in seiner Lautheit meist bei 70 - 75 dB.
- Hat jemand eine Tieftonschwerhörigkeit von 40 dB bei 500 Hz, so findet sich die Tinnitus-Lautheit meist bei 50-55 dB, also liegt bei beiden die Tinnitus-Lautheit um 10-15 dB über der Hörschwelle.

**Zum Vergleich**

| | |
|---|---|
| Schmerzschwelle | 140 bis 160 dB |
| Flugzeugtriebwerk in 240 m Entfernung | 140 dB |
| Lastwagen | 120 dB |
| Aufheulender Fahrzeugmotor | 110 dB |
| Presslufthammer in etwa 1 m Abstand | 100 bis 120 dB |
| Rockkonzert oder Diskothek | 100 bis 110 dB |
| Motorrasenmäher | 90 bis 100 dB |
| Durchschnittliche Lautstärke eines Walkman | 95 dB |
| Lkw in 5 m Entfernung | 90 dB |
| Laute Musik, belebte Straße | 80 dB |
| Redner | 80 dB |
| Normale Unterhaltung | 65 dB |
| Leise Unterhaltung | 60 dB |
| Grundgeräusch in Wohngebieten tagsüber | 40 bis 45 dB |
| Ruhiges Zimmer | 40 dB |
| Tickende Armbanduhr | 20 dB |
| Blätterrascheln | 20 dB |

Diese Vergleiche sind im Sinne eines möglichen Gesundungsprozesses gedacht.

So kann der subjektive Eindruck etwa eines dröhnenden Donnerwetters oder eines durchknallenden Pfeifens verglichen werden mit dem, was von außen wahrnehmbar ist.

Dennoch bleibt der persönliche Eindruck und die subjektive Empfindung für jeden einzelnen natürlich weiter 100%ig stimmig.

Die Vergleiche ermöglichen aber den Schritt vom subjektiven Empfinden zum „objektiven" Wahr (!) - Nehmen.

Erst jetzt sollte man sich auch, vielleicht ganz vorsichtig angucken, was den Tinnitus lauter und leiser werden lassen kann.

## 6.3 Leben mit dem Tinnitus

### 6.3.1 Musik- und Klangtherapie

Ein wichtiger Ansatz, um die Welt des Hörens über den Tinnitus hinaus zu erweitern, ist das Hören von angenehmer Musik.

Dabei sind aus unserer Erfahrung oft klassische Musikstücke, etwa von Mozart und Bach, gut geeignet. Sie müssen aber auf jeden Fall Ihren Geschmack treffen. Eine Musiktherapie mit unangenehm empfundenen Stücken hingegen kann nicht zum Erfolg führen.

Wichtig dabei ist, sich mindestens 3x täglich für eine Zeit von 10 bis 20 Minuten konzentriert, am besten in einem angenehmen Sessel oder auf der Couch, hinzusetzen.

Sie sollten dabei die Musik auch über einen Kopfhörer hören und - wenn möglich - genießen. Nicht sinnvoll ist es, die Musik einfach nur im Nebenraum laufen zu lassen.

Ist dies - oft innerhalb von einigen Tagen - möglich, kann der nächste Hör- und Therapieschritt folgen. Nun sollten Sie gezielt bestimmte Instrumente aus der Musik heraus hören.

Das kann das Klavier sein, der Streicher oder eine Oboe oder genauso gut eine Zitter, eine E-Gitarre oder Drums.

Sie sollten die Musik nur nicht so laut stellen, dass darüber wieder ein Hörschaden entstehen kann.

So kann Schritt für Schritt das ganze akustische System in seiner großen und gestaltbaren Vielfalt genutzt werden.

Zum anderen werden ganz real neue Verknüpfungen ermöglicht.

Auch so können schon aktive Filter weiter aufgebaut werden, so dass das Tinnitus-Erleben in den Hintergrund treten darf.

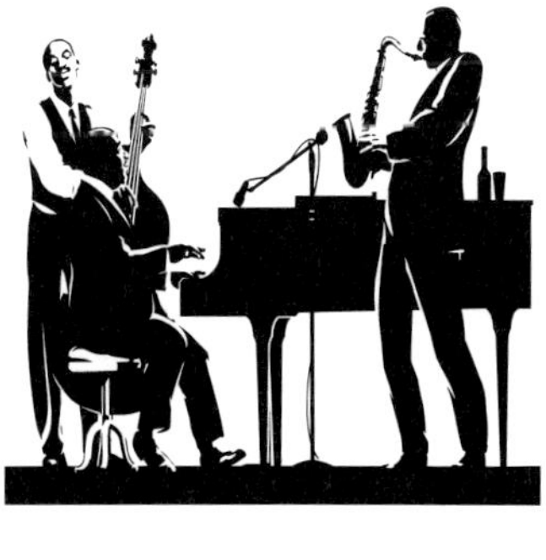

### 6.3.2 Entspannungsverfahren

Eine wichtige Hilfe bei jedem Leiden am Tinnitus sind Entspannungsverfahren. Die bekanntesten sind das Autogene Training und die Progressive Muskelrelaxation nach Jacobson. Entspannungsverfahren können Dampf aus dem Energie benötigenden Teufelskreislauf zwischen Tinnitus und Tinnitus-Leiden nehmen.

Entspannungsverfahren ermöglichen aber auch die Rückgewinnung von Kraft und Konzentrationsfähigkeit. Darüber hinaus stellen sie auch schon einen möglichen Einstieg in das Erleben und Kennenlernen emotionaler Faktoren dar.



**Das Autogene Training (AT)**

Das autogene Training wird in vielen Bildungs-Einrichtungen und Volkshochschulen angeboten. Es hat als Ziel die Herstellung eines Zustands des "gesenkten Bewusstseins". Dieser könnte oberflächlich als Ruhe und Entspannung bezeichnet werden.

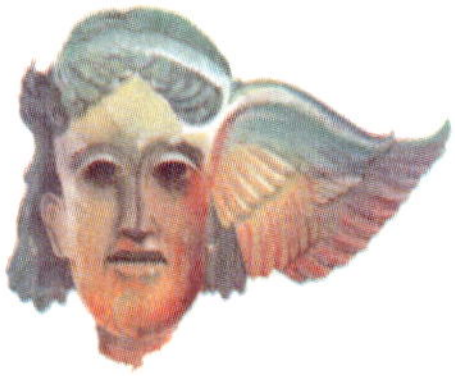

Unterteilt ist das Autogene Training in eine Unter- und Oberstufe. In der Unterstufe wird mit den Begriffen und Gefühlen von Wärme und Schwere gearbeitet. Diese können, nacheinander angewandt auf die Arme, das "Sonnengeflecht", das Herz, den Atem und die Stirn, eine Entspannung des ganzen Körpers bewirken.

Diese kann dann erweitert werden durch sogenannte "Formelhafte Vorsätze", die lauten können: "Ich werde ganz gelassen", "Kraft und Ruhe tritt ein" und weitere, aber immer positiv zu formulierende Wünsche.

In der Oberstufe können dann Phantasiereisen hinzukommen, etwa an den Ort der Stille, der Ruhe, der Kraft, der Geborgenheit usw.. Schultz nannte dies eine "assoziative Selbstschau".

Nun darf man nicht unerwähnt lassen, dass das Autogene Training bei Tinnitus-Betroffenen als schwer erlernbar gilt. Ausgerechnet in Ruhe wird der Tinnitus meist lauter vernehmbar und die Patienten scheinen noch mehr ihrem Tinnituseindruck ausgeliefert zu sein. Dennoch haben wir bei guter Motivation auch sehr gute Erfahrungen gemacht. Als Hilfsmittel wird am besten der Satz eingefügt:

***"Alle Geräusche***

***verstärken***

***meine Ruhe"***

## Die Progressive Muskelrelaxation nach Jacobson (PMR)

*Entspannung wird sowohl vom Autogenen Training als auch vom PMR angestrebt - nur der Weg dahin ist verschieden.*

Die Progressive Muskelrelaxation wurde von dem Arzt und Physiologen Jacobson etwa zeitgleich mit dem Autogenen Training entwickelt. Die Progressive Muskelrelaxation arbeitet im Gegensatz zum Autogenen Training vor allen Dingen mit den beiden Polen Spannung und Entspannung. Das Ziel, die Entspannung und die Entwicklung eines veränderten Körpergefühls, ist bei beiden Verfahren in etwa das gleiche. Allein der Weg dahin ist unterschiedlich.

So spricht die Progressive Muskelrelaxation insbesondere viele angespannte Menschen oft mehr an. So scheint es für diese einfacher zu sein, erst die Muskeln anzuspannen und über das Loslassen eine tiefe muskuläre Entspannung für den ganzen Körper zu erreichen.

Als Entspannungshaltung sind sowohl die Rückenlage als auch die Sitzhaltung in einem bequemen Sessel oder Liegestuhl möglich. Im Prinzip lernt man zu Beginn die Anspannung und dann die Entspannung einzelner Muskelgruppen im Körper.

Begonnen wird in der Regel bei der dominanten Hand und dem Unterarm. Zunächst soll man sich auf die Muskelgruppe konzentrieren, dann aber diese langsam und kontinuierlich anspannen. Dies soll dann für 5 - 7 Sekunden mit dem Maximum der Muskelspannung erreicht werden. Danach wird die Muskelgruppe gelockert und entspannt.

Dann werden nacheinander der dominante Oberarm, dann der andere Arm an- und entspannt. Über die Stirn-Wangen-Partie, den Nacken-, den Hals-, die Brust-, und die Bauchmuskulatur geht die Reise über die Oberschenkel bis zum nicht dominanten Fuß.

Insbesondere bei denen, die über den Tinnitus hinaus unter einem Druck im Ohr leiden, kann Progressive Muskelrelaxation oft Druckentlastung erbringen. Dann sollte das Anspannen und Loslassen - gedanklich - bis in die Ohren hinein weitergeführt werden.

Zur Progressiven Muskelrelaxation gibt es viele gute Anleitungen, aus Büchern sowie auf CD oder Kassette. In der Tinnitus Klinik Bad Arolsen sind gute Anleitungen von Frau C. Gausmann und Herrn S. Weis für je 10 € erhältlich.

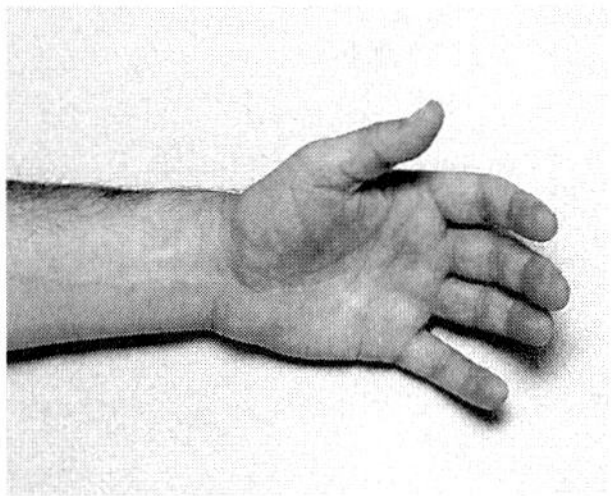
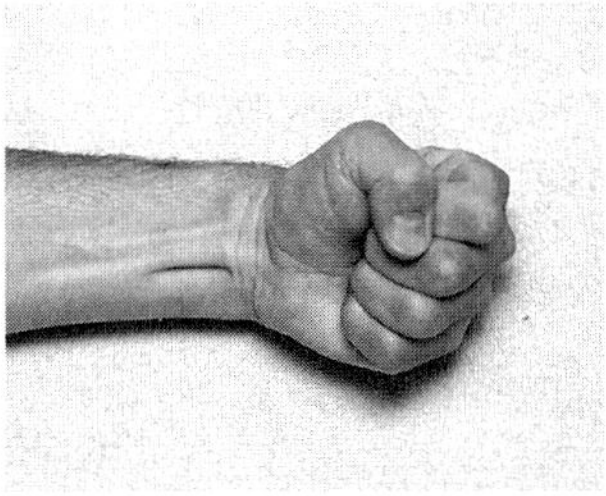
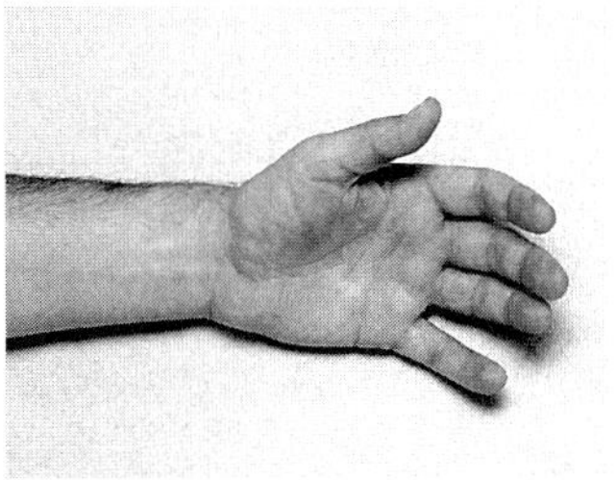

### 6.3.3 Bewältigungsansätze bei Schlafproblemen

Eine der häufigsten Klagen bei einem chronisch komplexen Tinnitus sind Ein- und Durch-Schlafprobleme. Dabei wird meist verständlicherweise der Tinnitus als Hauptursache angeführt: „Nachts wird mein Tinnitus besonders aggressiv" und: „Die Kreissäge im Kopf macht jedes Einschlafen unmöglich" sind häufige Klagen. Die Konsequenzen der quälenden Unrast sind offensichtlich: Unausgeschlafenheit führt zu Gereiztheit, Konzentrationsstörungen, Leistungsminderung und weiteren Problemen bis hin zu Berufsunfähigkeit und verzweifelter Lebensunlust.

***Tinnitus kann Schlaflosigkeit anstoßen.***

Was ist es nun, was Menschen am Tinnitus verzweifelnd nicht schlafen lässt?

6

Der Lärm im Ohr „an sich" kann nicht die hinreichende Erklärung sein. Auch bei den schlafgestörten Patienten liegt die vergleichende Tinnitus-Lautheit bei nur ca. 10-15 dB über der Hörschwelle, wie bei den anderen Tinnitus-Betroffenen auch.

In aller Regel können ärztlich auch andere organische Ursachen meist ausgeschlossen werden, so etwa eine nächtliche Minderversorgung mit Sauerstoff, die sogenannte Schlafapnoe.

#### Verstehen

Wichtig ist auch hier, zu verstehen, was der Tinnitus speziell nachts und meist "in Ruhe" bewirken kann und was er nicht bewirken kann.

Wichtig zu wissen ist, dass der Tinnitus auch messbar nachts nicht lauter wird. Aber gerade nachts erscheint das Geräusch stärker, weil - in der Regel - die Überdeckung durch All-TAGS-Geräusche und die Ablenkung etwa durch die Arbeit wegfällt.

Dass der Tinnitus bei seinem ersten Auftreten sehr viel Unruhe stiften kann, ist verständlich.

Dies kann schon als alleiniger Grund zu Schlaflosigkeit führen. Erfahrungsgemäß - auch das ist wichtig zu wissen - verlieren sich dennoch diese Schlafstörungen im Laufe der ersten drei Monate bei ca. 95% der Tinnitus-Betroffenen.

Also muss da noch etwas anderes sein, was die Mechanismen, die zur Schlafstörung führen, aufrechterhält.

Um den Schlafstörungen auf den Grund gehen zu können, ist es sinnvoll, ein wenig über den "normalen" Schlaf zu wissen.

Hier stehen uns vielfältige Untersuchungen der Schlafforschung zur Verfügung, die folgende Kernaussagen beinhalten:

1. Schlaf findet in verschiedenen Rhythmen statt. "Normalerweise" werden vier Phasen pro Nacht durchlaufen. Jede dieser Phasen dauert durchschnittlich ca. 90 Minuten.
2. Wir unterscheiden leichten und tiefen Schlaf, sowie Traum- und Nicht-Traum-Phasen. Besonders wichtig sind für den Körper die Tiefschlafphasen.
3. Bei den Tiefschlafphasen ist vor allem die Ruhezeit und das entspannte Liegen wichtig. Dies erlaubt dem Stoffwechsel, auf "Sparflamme zu kochen".
4. Die Tiefschlafphasen werden im wesentlichen schon rasch während des ersten und zweiten Schlafzyklus durchlaufen. So ist auch bei einem nur zweistündigen Schlaf gesichert, dass der wichtigste Teil vorrangig und schon relativ früh in der Nacht gewährleistet ist.
5. Die Nicht-Tiefschlafphasen sind ohne Schaden auch durch Dösen oder entspanntes Liegen, Tagträumen etc. ersetzbar.
6. Das Schlafbedürfnis ändert sich im Laufe des Lebens von 18 Stunden beim Säugling bis zu wenigen Stunden im hohen Alter.
7. Alle Schlafzeiten, auch der Mittags- oder Büroschlaf oder das Nickerchen am Fernseher müssen zusammengezählt werden, wenn über ausreichende oder unzureichende Schlafzeiten gesprochen wird.
8. Die sicherste Methode, Schlaflosigkeit zu erreichen, ist unbedingt schlafen zu wollen! Einschlafen können wir nur spontan, nicht auf Befehl.
9. Sogenannte Schlafmittel, meist Betäubungsmittel, zerstören ebenso wie Alkohol die Schlafphasen und den Nutzen des Schlafes. Fatalerweise wächst dadurch der Glaube, mehr der Droge müsse her, um mehr zu helfen, eine Schlussfolgerung, die nur in die körperliche und seelische Sucht führt. Damit wird diese "Lösung" zum größten Problem.

**Positiv ausgedrückt heißt das:**

**Der Körper sorgt gut für sich.**

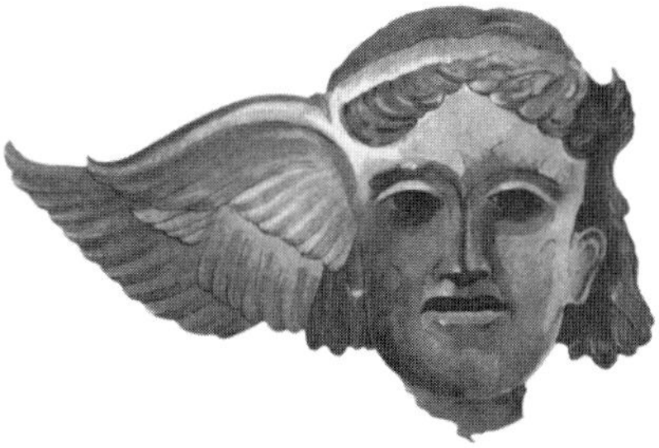

***Hypnos: der Gott des Schlafes***

Es ist zwar sehr schön, lange schlafen zu können, aber es besteht keine Notwendigkeit eines achtstündigen Nacht-Schlafes. Sechs oder auch nur vier Stunden *können individuell* vollkommen ausreichend sein, denn die wesentlichen Bedürfnisse des Körpers werden schon im ersten, spätestens im zweiten Schlafzyklus befriedigt.

Mit dem Wissen zu Schlaf und Tinnitus raten wir zunächst zu einfachen Maßnahmen. Dabei können schon kleine Dinge, wie abends Musik bis zum Einschlafen hören, ein leises Springbrunnenplätschern im Raum oder ähnliches, Erfolg bringen.

Wenn dies noch nicht zum Erfolg führt, empfehlen wir - als Einstieg in ein verändertes Schlafverhalten - die in unserer Klinik eingesetzten Schlafrituale. Diese beginnen beim Tag und beinhalten Geschenke an den nicht „zu zwingenden" Gott des Schlafes ...

# Schlafrituale

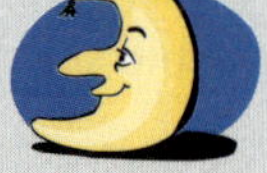

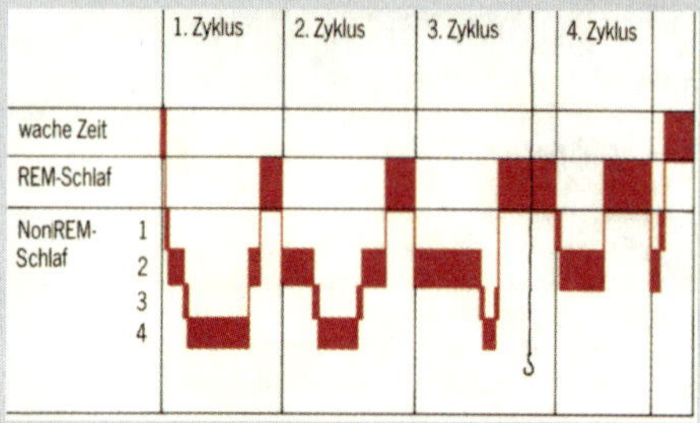


***a)*** Der Tag soll wach gestaltet werden: Sowohl vom Mittagsschlaf als auch vom Schlaf vor dem Fernseher soll Abstand genommen werden.

***b)*** Das Bett soll als alleiniger Ort des Schlafes hochgeschätzt und auch nur dazu genutzt werden. Es darf somit auch erst aufgesucht werden, wenn wirkliche Müdigkeit vorliegt.

***c)*** Es sollen - als Gabe an sich selbst und an die nicht zu erkaufende Göttin des Schlafs - zwei bis drei angenehme Dinge ausgeführt werden, ehe das Bett aufgesucht wird. Das kann sein:

- Eine Runde spazierengehen,
- ein schönes Buch lesen (kein spannender oder gar ängstigender Krimi)
- ein Bad nehmen ...

Der Phantasie sollen keine Grenzen gesetzt sein.

***d)*** Es soll kein Alkohol oder ein als "Schlaf"mittel ausgegebenes Betäubungsmittel eingenommen werden (Ausnahme sind die sogenannten Neuroleptika und Antidepressiva, wenn sie fachärztlich verordnet wurden. Diese Medikamente machen nicht abhängig).

**e)** Kaffee oder schwarzer Tee sollten 4-6 Stunden vor der gewünschten Einschlafzeit gemieden werden.

***f)*** Bei Durchschlafstörungen, also Aufwachen in der Nacht, soll aufgestanden und die Zeit genutzt werden, etwa mit Lesen, Spazierengehen, Klangtherapie oder einem Entspannungsverfahren. Das Bett soll erst wieder aufgesucht werden, wenn wieder Müdigkeit eingetreten ist.

***g)*** Um die eigene Schlafzeit zu überprüfen, kann es manchmal nach einer gewissen Zeit sinnvoll sein, ein großes Blatt Papier neben das Bett zu legen und in der Zeit der Schlaflosigkeit alle 15 Minuten ein Kreuzchen zu machen.

Im engen Kontakt mit dem Therapeuten können diese konkreten Schlafrituale konkret ausgestaltet werden. Meistens führen sie dann oft schon innerhalb einer Woche zum Erfolg.

Aber selbst wenn nicht sofort alles gut geht, ist das Gespräch über die Stellen, an denen die Befolgung der Schlafrituale "hakt", wichtig. Dann müssen Änderungen besprochen und auf Sie abgestimmt werden. Entscheidend ist, dass Sie einen Anfang zur Änderung Ihrer Situation machen und sich dabei – soweit nötig – therapeutische Hilfe hinzuholen.

Wenn dieses Problem ausreichend gelöst ist, könnte möglicherweise darauf aufbauend der Tinnitus vielleicht sogar benutzt und eingebaut werden.

**Wenn Sie einen summenden Tinnitus haben - und sich nun schon über die Ursache und das Wirkgeschehen ausreichend sicher sind:**

- stellen Sie sich dieses Ohrgeräusch vielleicht vor als Bachrauschen,
- vielleicht könnte Sie auch ein Sausen im Ohr an ein Windmühlen-Geräusch erinnern
- oder Sie stellen sich ein Pfeifen als Grillenzirpen vor.

Haben Sie andere oder weitere Ideen, an welche für Sie positiven Dinge Sie der Tinnitus erinnern könnte?

Verbinden Sie diese positive Erinnerung mit der Vorstellung

- von einer blühenden Wiese,
- einem Bach,
- dem Meer.

Denken Sie daran,

- wie Ihnen dabei die Sonne auf den Bauch geschienen hat,
- wie nachts beim Grillenzirpen im Urlaub an der See die Wellen sacht ans Ufer schlugen
- oder denken Sie an eine Ihnen angenehme Situation oder ein angenehmes Gefühl.

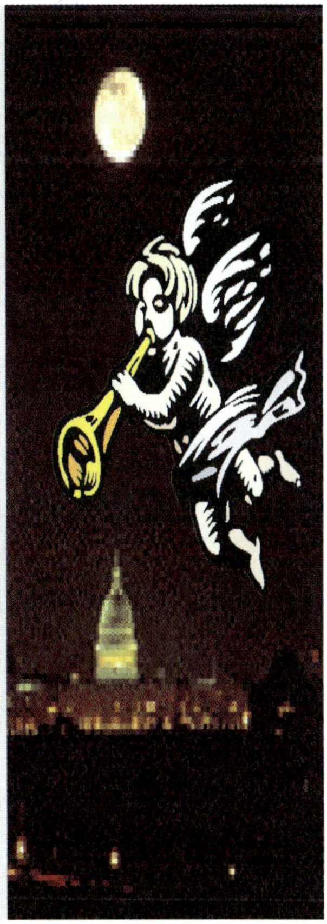

Vielleicht kann Ihnen – wie uns – ab heute der Tinnitus sogar beim Einschlafen helfen ... ?!

Vielleicht können Sie dies mit dem Entspannungsverfahren und der Klangtherapie verbinden und so den Einstieg in das Reich des Schlafes wagen.

### Wenn der Schlaf nun doch nicht kommen will

Wenn aber trotz dieses Vorgehens die Schlaflosigkeit weiter besteht, sind besonders die Stellen, an denen das Schlafritual nicht funktioniert, sehr wichtig für das weitere Vorgehen. Auch ist dann sinnvoll, weiter zu fragen:

- Gibt es außer dem Tinnitus noch andere schlafraubende Faktoren?
- Wie war die Schlafsituation vor dem Tinnituseintritt?
- Was hat sich auf den Tinnitus aufgeladen?
- Was macht den Tinnitus möglicherweise zum Sündenbock für alle anderen Probleme?

Manchmal stellt sich dann heraus, dass die Schlaflosigkeit eines am Tinnitus Leidenden eine seelisch unbewältigte Situation zum Hintergrund hat. Am häufigsten finden sich depressive Entwicklungen und/oder Angsterkrankungen. Dabei ist es zunächst nicht so wichtig, ob der Tinnitus die seelische Situation ausgelöst oder nach sich gezogen hat oder die seelische Not über den Tinnitus hörbar wurde. Wichtig ist dann eine professionelle psychotherapeutische Unterstützung.

Ungünstig sind auf jeden Fall länger dauernde Versuche mit Schlaftabletten. Diese betäuben den Menschen und beinhalten letztendlich eine große Suchtgefahr. Hier ist auf jeden Fall eine fachärztliche Konsultation nötig.

Bei entsprechender Notwendigkeit ist dann auch der Einsatz von sogenannten "Neuroleptika" und "Antidepressiva" sinnvoll. Beide Substanzklassen erzeugen keine Abhängigkeit und können ein Stückchen Schutz und Überbrückungshilfe von außen bedeuten, wenn sie fachärztlich verordnet und mit Ihnen besprochen werden.

## 6.3.4 Den Tinnitus bewegen: Tai Chi und Feldenkrais

Eine gute Möglichkeiten, die Hörverarbeitung zu beeinflussen und "den Kopf auf die Füße zu stellen", liegt darin, die Körperwahrnehmung mit einzubeziehen.

Systematisch arbeiten wir in der Klinik körperintegrativ an diesem Prozess u. a. mit der Feldenkrais-Methode und mit aus dem chinesischen Gesundheitssystem stammenden Tai Chi Chuan-Übungen.

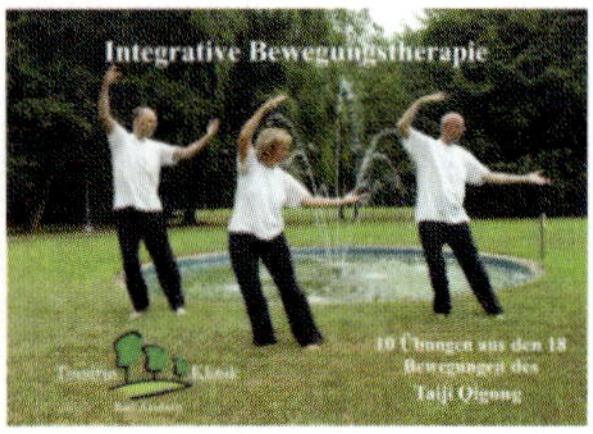


Das Tai Chi setzt auf langsame Bewegungen. Auch ohne fernöstlichen Hintergrund ist das Tai Chi aus unserer Erfahrung bestens geeignet zur Förderung der bewussten Wahrnehmung von Körpergefühlen und Sinnesreizen. Dabei ermöglichen sie in der Bewegung ein Wieder- oder Neufinden der Körperbalance. Weiterhin vermitteln sie ohne verstandesmäßige Verkrampfung, dass Körper, Seele und Geist zusammen gehören. Sie führen damit oft dazu, dass die Menschen sich selbst besser annehmen können.

Nachteil gegenüber den Feldenkrais-Übungen ist, dass das Tai Chi zumindest am Anfang der Anleitung, meist in Gruppen, bedarf. Dies kann aber auch wieder ein Vorteil sein, aus dem Inneren des Tinnitus-Leidens in Kontakt mit anderen zu kommen.

Deswegen haben unsere Tai-Chi-Lehrer wesentliche Elemente auf einer eigenen DVD, bestellbar bei der Tinnitus Klinik, dargestellt.

Die Feldenkrais-Methode ist ein Lernen besonderer Art. Sie zeigt die vielfältigen Möglichkeiten des Körpers in der Bewegung auf. Begründet wurde diese Methode durch Moshé Feldenkrais aus der Not heraus, nach einer Knieverletzung nicht mehr ausreichend in Bewegung zu kommen. Daraus entwickelte er den Ansatz, durch Körpererfahrung zu mehr Körperbewusstsein zu kommen.

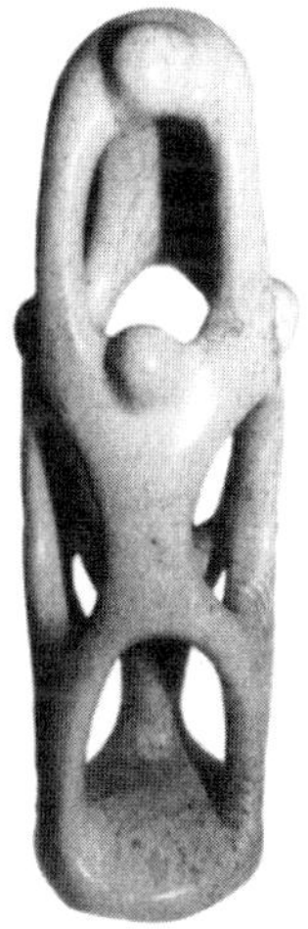

Hervorragend zeigen viele seiner Übungen, was durch geistige Aktionen körperlich alles möglich ist. Dabei sind weder gymnastische noch sportliche Leistungen gefordert. Es sind im Gegenteil die kleinen, sanften Bewegungen und eine gewisse Aufmerksamkeit für die kleinen Unterschiede und die Qualität in der Bewegung. Feldenkrais hat dies in seinen beiden wichtigen Büchern "Die Entdeckung des Selbstverständlichen" und "Bewusstheit durch Bewegung" wiedergegeben.

Gerade für Menschen mit einem großen "Tinnituskopf", für Menschen mit Schwindel und Unsicherheit und Tinnitus-Patienten mit ihren häufigen Nackenbeschwerden sind die Feldenkrais-Übungen hervorragend geeignet.

### 6.3.5 Manualtherapeutische Ansätze

Zwar finden sich nur selten direkte Beeinflussungsmöglichkeiten der Halswirbelsäule beim chronischen Tinnitus, aber immer wieder können bei Tinnitus-Patienten so manche "Halsstarrigkeiten" und Verspannungen festgestellt werden. Diese scheinen aber meist "reaktiv" im Laufe der Erkrankung entstanden zu sein. Sie haben dabei oft einen beachtlichen "indirekten Einfluss" auf das Tinnitus-Leiden. Die Halswirbelsäulen-Komponente kann oft von einer guten manualtherapeutischen Behandlung profitieren und den Kreislauf von Verspannung, Schmerz und wieder Verspannung durchbrechen.

#### Spezielle Übungen

Folgende Übungen zur gezielten Muskelentspannung können hilfreich sein, wenn medizinisch ernsthafte Schäden ausgeschlossen sind:

Eine gute Möglichkeit ist, einen Muskel oder die Muskelgruppe zunächst kräftig anzuspannen. Dies können Sie durchführen, indem Sie mit der dazugehörigen Körperpartie gegen eine Hand drücken.

Ohne sich dann zu rühren, verbleiben Sie in dieser Anspannung 10 bis 30 Sekunden und entspannen sich dann für kurze Zeit.

Danach wird der Muskel in die dem Druck entgegengesetzte Richtung sanft gedehnt und in etwa gleicher Stellung wie in der Anspannungsphase gehalten. Während der ganzen Zeit sollten Sie ruhig sitzen oder liegen und insbesondere ruhig weiteratmen.

### Übung für die Nackenmuskulatur



Beugen Sie den Kopf etwas seitwärts, indem Sie das rechte Ohr an die rechte Schulter bringen.

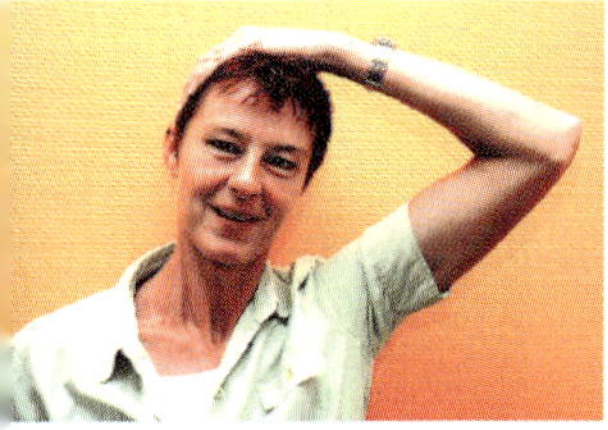

Ziehen Sie nun mit Ihrer rechten Hand vorsichtig den Kopf immer weiter in Richtung Schulter, bis sich die linke Nacken- und Halsseite kräftig dehnt.

Halten Sie diese Stellung etwa 20 Sekunden und lassen dann mit dem Zug nach.

Entspannen Sie sich etwa 5 – 10 Sekunden.

Nehmen Sie nun die linke Hand und ziehen Sie vorsichtig mit der linken Hand den Kopf immer weiter in Richtung Schulter. Dabei nähert sich das linke Ohr der linken Schulter bis sich ein deutliches Spannungsgefühl entwickelt hat.

Nach 20 Sekunden lassen Sie den Kopf in die Ausgangsstellung gehen.

Atmen Sie tief in den Bauch und achten Sie dabei auf die Entspannung.

Wiederholen Sie das dreimal.

### Noch eine Übung für die Nackenmuskulatur

Nehmen Sie beide Hände hinter den Hinterkopf. Drücken Sie den Kopf kräftig gegen den Widerstand der beiden Hände. Halten Sie dies 20 Sekunden durch.

Lösen Sie die Spannung.

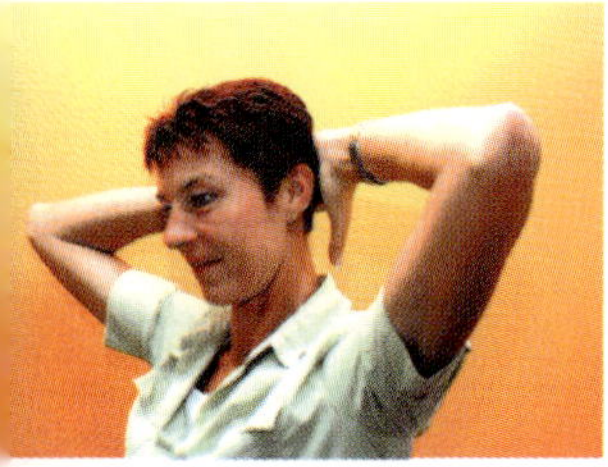

Entspannen Sie sich etwa 5 – 10 Sekunden.

Ziehen Sie den Kopf mit beiden Händen, soweit wie es für Sie angenehm ist, bis das Kinn die Brust berühren könnte.

Halten Sie die Spannung für ca. 20 Sekunden.

Gehen Sie dann in die Ausgangsstellung zurück.

Entspannen Sie sich etwa 5 – 10 Sekunden.

Diese Übung können Sie auf alle Körperpartien ausdehnen.

### 6.3.6 Freizeitsport für Tinnitus-Betroffene

Grundsätzlich ist es auch für Tinnitus-Betroffene erlaubt und sogar erwünscht, sich körperlich zu betätigen. Ausnahmen bestehen dann, wenn anderweitige Erkrankungen bestimmte Körperaktivitäten ausschließen.

Dabei hat sich gezeigt, dass regelmäßig ausgeführte Freizeitbetätigung und Freizeitsport die körperliche Fitness und das seelische Wohlbefinden verbessern. So werden Depressionen, Angstgefühle und Anspannung verringert und das Schlafverhalten kann verbessert werden.

Was den Tinnitus angeht, so zeigt sich oft, dass der Tinnitus während der körperlichen Betätigung entweder ganz vergessen werden kann oder sich zunächst als lauter, vielleicht sogar pochend darstellt. Wichtig zu wissen ist, dass diese Tinnitus-Lautheit so wieder geht, wie sie gekommen ist. Der Merksatz zu allen körperlichen Aktivitäten darf dann lauten:

**Der Tinnitus wird lauter
und wieder leiser wahrgenommen.**

### 6.3.7 Hörgeräte - die Maßnahme, die den Tinnitus bei Schwerhörigen effektiv lindern kann

Schwerhörigkeit ist oft ein deutlicher Bestandteil des Tinnitusleidens und oft auch deren direkte Ursache. Eine weitere Folge kann sein, dass durch die Fehlfunktion der äußeren Haarzellen auf der Innenohr-Ebene der Schutz vor zu lauten Geräuschen verloren geht.

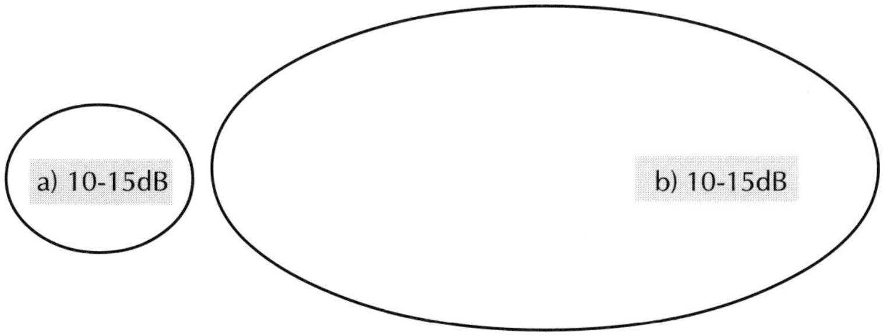


zu a) Der Tinnitus, der auch bei Schwerhörigen in der Regel 10-15 dB über der Hörschwelle bestimmt wird, macht bei Schwerhörigkeit bis zu 90% der Hörwirklichkeit auf dem betroffenen Ohr aus.

zu b) Ein oft einfaches Hörgerät kann dazu beitragen, wieder Stimmen, Vogelgezwitscher oder Schneeknirschen hören zu können und den gleich laut bestimmbaren Tinnitus auf 10% der Wahrnehmung zu reduzieren.

In diesem Fall geht die Schwerhörigkeit zunächst oft mit einer vermehrten Geräuschempfindlichkeit einher. Diese kann durch Training ausgeglichen werden.
Hören und Sprechen sind die "normalerweise" wichtigsten Formen der menschlichen Kommunikation und hängen eng zusammen. Schwerhörigkeit, ob mit oder ohne Tinnitus, führt oft zu Unverständnis und zu sozialer Isolierung. Man versteht schlechter und kann sich deshalb auch nur schlechter verständlich machen. Die Folge sind oft viele Missverständnisse und Resignation. So ziehen sich viele Schwerhörige oft unverstanden und scheinbar unverständlich immer weiter zurück.



Eine einseitige Schwerhörigkeit kann zwar meist grob kompensiert werden, führt aber in der Regel zum Verlust des Richtungshörens, das nur beidseitig möglich ist.

Eine beidseitige Schwerhörigkeit führt auch zu einer verminderten Wahrnehmung, die sich auch auf das Denken auswirken kann, da Sprache und Denkleistung zu großen Teilen verknüpft sind.

Der Tinnitus wird bei Schwerhörigen deswegen vermehrt wahrgenommen, da die überdeckenden Außengeräusche fehlen. Deswegen kann bei schwerhörigen Menschen mit Tinnitus-Leiden ein Hörgerät oft Wunder bewirken. Dies gilt nicht nur für den Ausgleich des Hörvermögens, sondern auch für die Tinnitus-Habituation (Gewöhnung).

Deshalb spricht alles dafür, bei Schwerhörigen, deren Hörverlust den Sprachbereich ergriffen hat, eine Hörgerätversorgung zu besprechen und - wenn möglich - durchzuführen.

Ein Hörgerät entlastet. Man muss sich nicht mehr so stark konzentrieren, um etwa Unterhaltungen folgen zu können. Ein eventuell vorhandenes Grundrauschen im Hörgerät ist dabei sogar gewünscht. Als völlig bedeutungsloses Geräusch fördert es die Gewöhnung (Habituation), wie im nächsten Kapitel ausführlich dargestellt wird.

Nach den Hilfsmittelrichtlinien des Bundesausschusses der Ärzte und Krankenkassen können Hörgeräte dann verschrieben werden, wenn

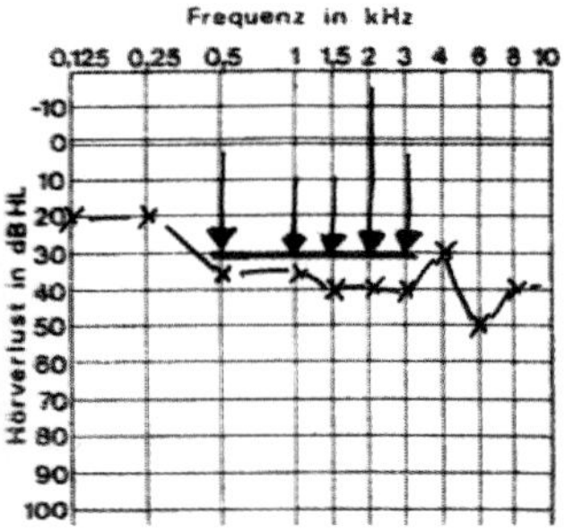


- bei beidseitiger Schwerhörigkeit der (tonaudiometrische) Hörverlust auf dem besseren Ohr 30 dB oder mehr in mindestens einer der Frequenzen zwischen 500 und 3000 Hz beträgt und die Verstehensquote für einsilbige Worte auf dem besseren Ohr bei 65 dB nicht größer als 80 % ist.

- bei einer einseitigen Schwerhörigkeit muss der tonaudiometrische Hörverlust bei 2000 Hz oder mindestens bei zwei Prüffrequenzen zwischen 500 und 3000 Hz 30 dB erreichen.

Die Hörgerätempfehlung kann - auch bei einseitiger Schwerhörigkeit - früher erfolgen, wenn ein störender Tinnitus hinzukommt.

Dennoch haben viele Menschen Vorbehalte gegen Hörgeräte. Das größte Vorurteil ist oft die Vorstellung, dass man mit einem Hörgerät "dumm" aussieht. Dies rührt aus der Zeit, da die Schwerhörigen sich tatsächlich wegen ihrer Schwerhörigkeit nicht so entwickeln konnten wie Normalhörige.

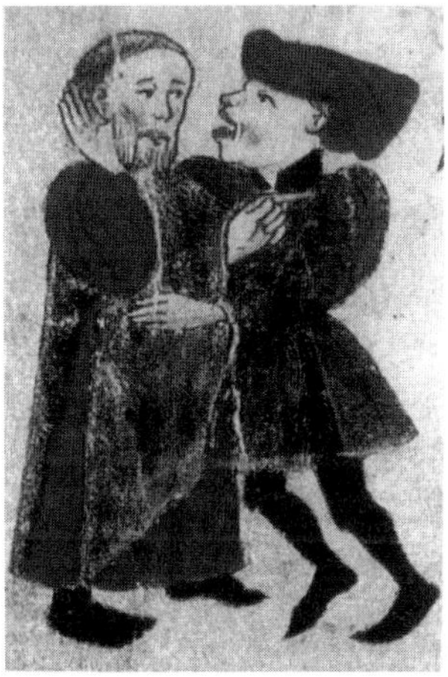

***Früher hatten es Schwerhörige fast unveränderbar schwer, heute ist vielfältige Hilfe möglich.***

Und schöner werden Schwerhörige durch Hörgeräte auch: Es entfällt das oft sehr konzentrierte Zuhören, das so manche Falte und so vieles Stirnrunzeln nach sich zieht. So tragen inzwischen auch viele Prominente offen ihre Hörgeräte. Dazu gehört auch Bill Clinton, der sich in seiner Studentenzeit einen deutlichen Hochtonschaden zugezogen hat.

Dennoch ist das Hörgerät allein keine Wunderwaffe: Es muss individuell und kompetent angepasst werden. Das wichtigste ist aber: Es muss getragen und der Gebrauch und Umgang damit geübt werden. Dies kann schon einmal einige Wochen Gewöhnung unter Anlei-tung des Akustikers und des Arztes in Anspruch nehmen. In der Klinik führen wir gar ein spezielles Hör- und Geräuschtraining durch.

### 6.3.8 Tinnitus-Retraining-Therapie (TRT)

#### Was heißt "Retraining-Therapie"?

Retraining kommt aus dem englischen und heißt wörtlich umlernen. Das Konzept, das dahinter steht, entspringt der wissenschaftlichen Arbeit der Arbeitsgruppe um Pavel Jastreboff in Baltimore und Jonathan Hazell in London. Diese haben einen Behandlungsansatz entwickelt, der über die Versuche hinausging, den Tinnitus um jeden Preis wegtherapieren zu wollen. Das Hauptaugenmerk soll darauf gerichtet werden, zu lernen, das Ohrgeräusch nicht mehr wahrnehmen zu müssen. Während der Tinnitus vorher störend und bedeutsam für den Patienten war, soll er durch die Therapie unbedeutend werden dürfen.

Das ist an und für sich nichts besonders Neues. Die bisher im Buch vorgestellten Ansätze entstammen genau aus diesen Überlegungen und der Vorarbeit vieler psychosomatisch arbeitenden Tinnitus-Therapeuten.

Das besondere aber bei Jastreboff und Hazell ist zweierlei: Zum einen haben sie ihren Ansatz wissenschaftlich untermauert und sie haben darauf aufbauend ein schlüssiges Konzept gefasst. Zum anderen arbeiten sie unter ganz anderen gesundheitspolitischen Bedingungen als wir in der Bundesrepublik. Beides hat teilweise entscheidende Einflüsse auf ihre praktischen Ansätze.

6

Das Hauptprinzip des Konzeptes beruht auf einer Erhöhung der akustischen Hintergrundinformation. Diese sollen in der Hörverarbeitung die Erkennung des Tinnitussignals erschweren.

Dies kann aktiv, etwa durch Einbeziehung konkreter Umweltgeräusche geschehen, wie es Hazell in England hauptsächlich durchführt.

Sehr viel bekannter geworden ist aber der Ansatz Jastreboffs aus den USA. Er ermöglicht eine Erhöhung der akustischen Hintergrundinformation durch das Tragen eines sogenannten Rauschgenerators. Diese beruhen im wesentlichen alle auf dem gleichen Prinzip, ob sie nun Rauscher oder "Noiser" oder Rauschgenerator genannt werden.

Diese Rauschgeräte werden im Prinzip wie ein Hörgerät getragen. Sie geben kontinuierlich ein "weißes" breitbandiges Geräusch ab. Dabei vergrößert das breitbandige Rauschen als an sich unbedeutende Hintergrundinformationen das Hör-Angebot. Das wichtigste darin ist, dass dies unbewusst, schon in Hirnzentren weit unterhalb der bewussten Wahrnehmung, geschieht.

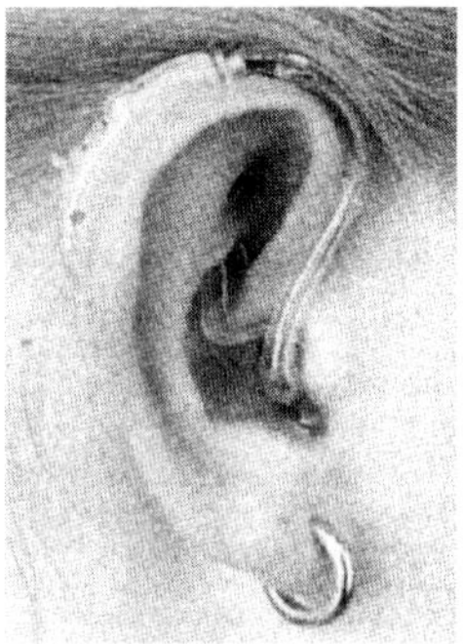

***Offene Versorgung mit Rauschern***

Die Versorgung muss immer mit offenen Ohrpass-Stücken erfolgen, damit auch das "normale Hören" weiterhin ungehindert erfolgen kann! Das Ohr verschließende „Im-Ohr-Geräte" sind nicht sinnvoll, denn sie erschweren das Hören. So tragen sie allein dadurch zur möglichen Verstärkung des Tinnitus-Eindrucks bei.

In seiner Lautstärke soll das Rauschen deutlich unter der Intensität des Tinnitus liegen. Damit unterscheiden sie sich von den in der Tinnitustherapie lange verwandten "Maskern".

Masker sollen den Tinnitus übertönen und sind dadurch noch lauter und - auf die Dauer - noch unangenehmer.

Dies hat allermeistens den Effekt, wie am nicht erfolgten Batterieverkauf nachvollzogen werden kann, dass die Geräte in aller Regel, oft nach drei Monaten nicht mehr benutzt werden.

Der deutlich leisere Rauscher kann auf die Dauer dazu beitragen, dass sich Nerven-Verknüpfungen verändern und neu gestalten. Darin drücken sich letztlich Lernvorgänge des hörverarbeitenden Systems aus. Zugleich werden Möglichkeiten der Wahrnehmung neu erlernt.

Nun ist gerade das Therapieelement des Rauschers verführerisch und nährt die Hoffnung, einfach aufgesetzt verschwinde schon der Tinnitus von alleine.

Übersehen wird dabei, dass auch im Konzept von Hazell und Jastreboff der Rauscher lediglich ein Hilfsinstrument ist.

Es macht die grundlegenden, und vor allem eigenen Bemühungen nicht überflüssig.

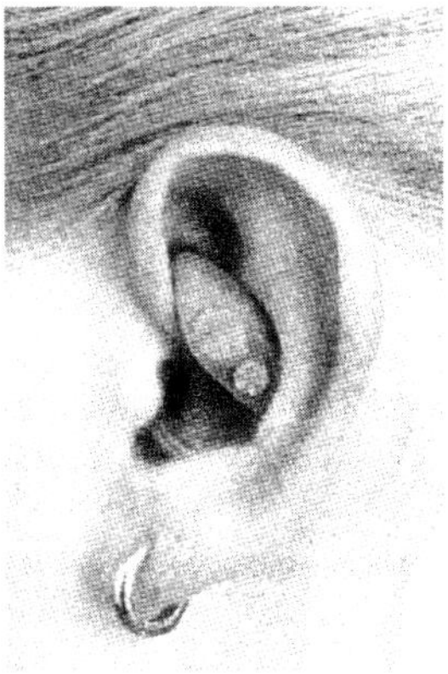

Selbst das Tragen eines Rauschers ist nun nicht zur Pflicht bei der Tinnitus-Behandlung geworden, auch wenn dies manchmal so erscheinen mag. So ist der Rauscher auch durch Umweltgeräusche und ein aktives Geräuschtraining ersetzbar, was bis zur Einführung des Retrainings immer schon Teil jedes ganzheitlichen Ansatzes war.

Allerdings ist die Therapie mit Rauschern durchaus ein beachtenswerter Fortschritt in den anhaltenden Bemühungen um eine ständige Verbesserung der Therapiemöglichkeiten:

- So ist das Tragen dieses kleinen Gerätes wesentlich einfacher als das ständige bewusste Über-Hören.
- Es ist auch direkter im Zusammenhang mit der ärztlichen Zuwendung wirksam.
- Und es erfordert die feste Bereitschaft des Patienten zur Mitarbeit, da das Rauschgerät 6 - 8 Stunden am Tag getragen werden muss.

So setzt sich die Tinnitus-Retraining-Therapie in idealer Weise zusammen aus

1. einem aufklärenden, kundigen und verständnisvollen Arzt,
2. einem Patienten, der seelische Zusammenhänge zulassen und verstehen kann,
3. ggf. einer psychotherapeutischen Unterstützung, die den Bedürfnissen des Patienten gerecht wird
4. und Hörhilfen in Form von Rauschern oder Hörgeräten.

Wie Sie erkennen können, sind die oft als Allheilmittel ausgegebenen Rauscher als unterstützende Maßnahme durchaus ein Gewinn und auch sinnvoll, aber nur ein Baustein in einer komplexen Therapie. Wichtiger aber ist das Einüben des Hörens, wie es nun ausführlich beschrieben wird.

## 6.3.9 Angewandte Hörtherapie

### Übungen zur Verbesserung der Hörwahrnehmung

***Es gibt nichts gutes, ausser man tut es.***

Die Hörwahrnehmung ist ein sehr komplexes und auch geniales Netzwerk, in dem Höreindrücke aufgenommen, weitergeleitet und verschaltet, aber auch unterdrückt werden können. So können Sie die selben Mechanismen, die bei Ihnen den Tinnitus zum ständigen und quälenden Begleiter werden lassen können, auch zur Verringerung des Ohrgeräusches nutzen. Dabei können Sie ganz speziell das Filtern von unerwünschten oder lästigen Geräuschen trainieren.

Bei musikalischen Menschen ist eine derartige Hörschulung bekannt. Je früher eine musikalische Ausbildung beginnt, desto größer wird die Fähigkeit, Töne und Harmonien zu unterscheiden.

Menschen, die musikalisch niemals gefördert worden sind, haben sicherlich mehr Schwierigkeiten, die Feinheiten von Musik zu nutzen und zu erkennen. Allerdings ist auch hier, selbst in späteren Jahren, immer eine Weiterentwicklung möglich.

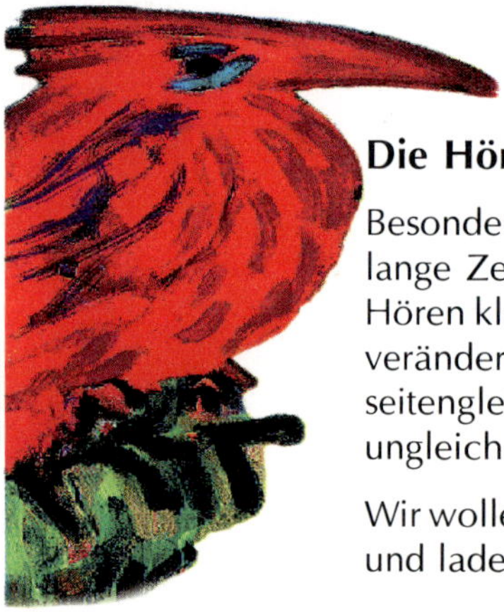



## Die Hörwahrnehmung verbessern

Besonders deutlich wird dies bei den Menschen, die z. B. noch lange Zeit nach einem einseitigen Hörverlust über ein verzerrtes Hören klagen. Diese Verzerrung beruht im Wesentlichen auf einem veränderten Hören: Das, was vor dem Hörsturz als normal und seitengleich empfunden wurde, wird nach der Hörminderung als ungleich oder verzerrt empfunden.

Wir wollen Ihnen nun Schritte zu einem bewussten Hören aufzeigen und laden Sie ein, Schritt für Schritt mitzumachen.

### 1) Konzentrieren Sie sich auf das Hören:

- Scharren Sie mit den Füßen, hören Sie, was für Geräusche durch Ihre Schritte entstehen.
- Hören Sie auf das Rauschen von Blättern, auf Tier- oder sonstige Geräusche.
- Versuchen Sie, auf einer Parkbank sitzend, sich ganz konzentriert und bewusst bestimmten Geräuschen zuzuwenden.

Wenn sich in dieser Situation der Tinnitus einschaltet, dann versuchen Sie, auf ein Geräusch zu achten, was Sie als sehr positiv erinnern, beispielsweise die Stimme eines Vogels.

Sie werden feststellen, dass Sie - zumindest für einen kurzen Augenblick - den Tinnitus in den Hintergrund treten lassen können. Vielleicht werden Sie aber auch merken, wie viel intensiver Sie hören können, wenn die Augen geschlossen sind.

### 2) Mit geschlossenen Augen hören und wahrnehmen

- Setzen Sie sich auf eine Parkbank und schließen Sie für einen Moment die Augen.
- Versuchen Sie zuerst zu spüren, wie Sie auf der Bank sitzen.
- Mit den Füßen können Sie den Untergrund ertasten: Gras, Steine oder Lehm.

Vielleicht können Sie auch mit einem Ihnen vertrauten Menschen mit verbundenen Augen eine Zeitlang über den Boden gehen.

Versuchen Sie - begleitet oder geführt - mit den Händen die Hindernisse zu ertasten.

- Umfassen Sie einen Baum, fühlen Sie seine Blätter.

Achten Sie dabei mit Ihrem Partner darauf, dass das Gelände bei einer derartigen "Blindführübung" nicht zu einfach ist, damit möglichst viel mit Händen oder Füßen ertastet werden kann. Bleiben Sie bei der Übung ruhig und für ihre Wahrnehmungen aufmerksam.

- Spüren Sie, was passiert.

Vielleicht können Sie auf Ihrem Gesicht und auf der freien Haut Temperaturunterschiede im Schatten und in der Sonne fühlen.

Vielleicht können Sie Hell- und Dunkelunterschiede bei verbundenen Augen erahnen und so Hindernisse umgehen.

Vielleicht können Sie einen frisch gemähten Rasen oder blühende Blumen riechen.

**Aber erzwingen Sie es nicht!**

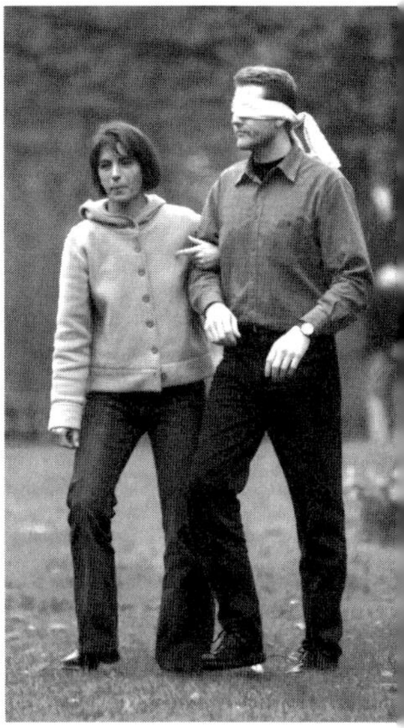

Wenn Sie besonders geräuschempfindlich sind, empfinden Sie diese Situation vielleicht als extrem laut, auch wenn Sie eigentlich nur leise oder ganz normal laute Geräusche gehört haben.

Falls Sie nicht immer sicher auf den Beinen sind, kann sich bei Ihnen vor der Übung Angst einstellen, ob Ihnen schwindlig werden könnte. Überprüfen Sie dieses Gefühl Schritt für Schritt, je kleiner und vorsichtiger, desto besser.

Wenn Sie schlecht hören und noch nicht ausreichend mit Hörgeräten versorgt sind, werden Sie vielleicht als Schwerhöriger in der Blindführübung ganz spezifische Erfahrungen machen: Sie können lernen, sich auf Ihre eigenen Kräfte zu verlassen und diese zu stärken. Sie erfahren, dass Sie sich nicht nur über das Ohr orientieren müssen, sondern sich auch auf Ihre anderen Körperfühler verlassen können. Gleichzeitig wird Ihnen aber bewusst, dass Sie bestimmte Geräusche nicht mehr hören können, entsprechend der Hörminderung.

Wo immer Schwierigkeiten auftreten, fragen Sie nach Begleitung und auch professioneller Hilfe.

## 3) Hören Sie ein Musikstück, das Sie besonders gern mögen, mit geschlossenen Augen.

Musik kann die Stimmung steigern, kann auch zu guter Entspannung führen. Die Konzentration auf das Gehörte ist wesentlich größer, wenn Sie in Stille und gerade sitzen und gleichzeitig die Augen schließen. So dirigieren viele große Dirigenten ihre Orchester mit zumindest teilweise geschlossenen Augen.

Achten Sie auf Ihre Gefühle und Reaktionen.

Was passiert?

Kommen freudige Gefühle, Erinnerungen und Ideen oder empfinden Sie Ärger und Wut?

### 4) Die Aufmerksamkeit steuern (Fokussieren)

Übungen, die darauf abzielen, sich auf ein bestimmtes Geräusch aus einer lauteren Umgebung zu konzentrieren, fördern in besonderer Weise die Aktivierung von Hörfiltern. Gleichzeitig ist dies auch ein besonders anstrengender Anteil des Hörens: So kennen Sie sicher die Situation, dass das Zuhören in lauten Gesellschaften oder auf Parties oder auch im Großraumbüro sehr anstrengend sein kann und mit zunehmender Dauer immer schwieriger wird. Je müder Sie sind, desto weniger können Sie gezielt hin-hören. Sprichwörtlich macht man dann dicht, d. h. die Ohren zu.



Aber so wie Sie beim Sport Ausdauer trainieren können, so ist auch die Filterfähigkeit des Hörsystems sehr gut zu üben. Allerdings sollten Sie auch hier in kleinen Schritten langsam vorgehen und sich allmählich steigern.

Gleichzeitig aber sollten Sie das bewusste Hören immer wieder auch mit geschlossenen Augen in das Alltagserleben einbetten. Sie werden zunehmend feststellen, um wieviel mehr Ihre Hörqualität steigt und gleichzeitig wie gut dies nach einiger Zeit trotz eines Ohrge-räusches gelingen kann.

Auch Ihr Riechvermögen können Sie gut in ein Wahrnehmungstraining einbinden. Sie können versuchen, beispielsweise verschiedene Gewürze am Geruch zu erkennen oder Wein und Säfte erriechen.

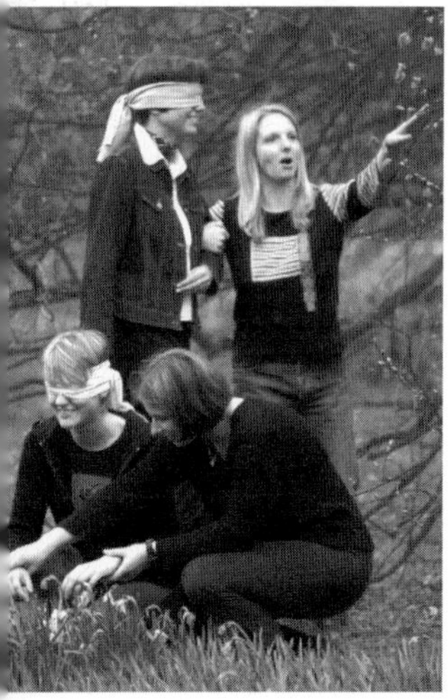

### 5) Training des Richtungshörens

- Setzen Sie sich, wiederum mit geschlossenen Augen, vor die beiden Lautsprecher Ihrer Stereoanlage.
- Versuchen Sie bewusst, den Klang von rechts und den von links zuzuordnen.
- Versuchen Sie danach ganz bewusst aufzunehmen, welche Instrumente oder welche Stimmen aus welchem Kanal lauter kommen.
- Wenn Sie schwerhörig sind, ziehen Sie Ihre Hörgeräte dazu an.
- Erweitern Sie dann Ihr Übungsfeld in den Garten, in das Straßencafe, auf die Arbeit.

Als Hilfestellung halten Sie sich wechselseitig die Ohren zu, um die Richtung besser identifizieren zu können, aus der Geräusche kommen. Als höchsten Schwierigkeitsgrad verfolgen Sie sich bewegende Gegenstände, wie etwa ein Auto oder ein Fahrrad, einmal nur mit den Ohren.

Unbewusst können Sie das alles schon!

Nutzen Sie aber mit diesen Übungen die schon vorhandenen Fähigkeiten nun auch bewusst. Sie werden zunehmend feststellen, dass so das Ohrgeräusch deutlich in den Hintergrund tritt.

Vielleicht machen diese Übungen in der Gruppe mehr Spaß als alleine. Auf jeden Fall sind viele davon in der Gruppe leichter durchzuführen.

Vielleicht finden Sie in Ihre Nähe ein Retrainings- und Tinnituszentrum oder auch eine Selbsthilfegruppe, mit der Sie gemeinsam derartige Hörübungen angehen können.

## 6) Hörbar auseinandersetzen

- Suchen Sie sich einen Gesprächspartner.
- Einigen Sie sich mit ihm auf ein Thema (z.B. Rauchen in öffentlichen Gebäuden, Autobahngebühren, Atomkraft etc.).
- Setzen Sie sich dann gegenüber und führen Sie die Diskussion nach folgenden Regeln durch.
- Sie müssen ihre Argumente in knappen Sätzen darlegen.
- Der Gesprächspartner wiederholt sinngemäß, was er verstanden hat. Hierbei überprüfen Sie, ob alles richtig gehört wurde.
- Darauf teilt Ihr Gesprächspartner seinen Standpunkt mit, ebenfalls in knappen Sätzen.
- Nun wiederholen Sie das Verstandene und fügen ein weiteres Argument hinzu.
- Nun wiederholt Ihr Partner das Folgeargument und so weiter.

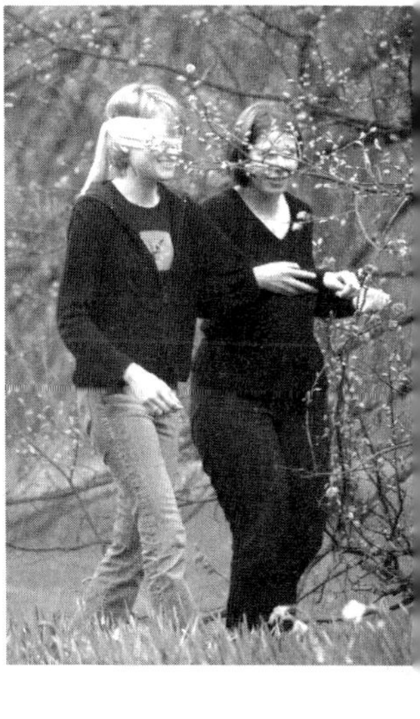

Sie können meist nach einer derartigen Übung feststellen, dass durch die Konzentration auf das Gespräch der Tinnitus nicht wahrgenommen wurde. Wahrscheinlich tritt dabei auch die Geräuschkulisse zunehmend in den Hintergrund.

Als Nebeneffekt entsteht durch das Wiederholen der eigenen Argumentationen ein Gefühl des Verstanden- und Gehört-Werdens. Meist ergibt sich dabei ein friedlicherer Konsens und Freude am Gespräch und nicht am Streiten ...

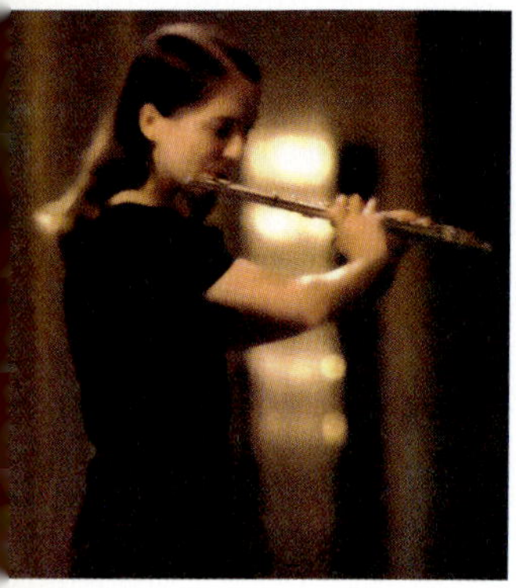

6

## 7) Tonhöhen unterscheiden lernen

- Holen Sie sich ein/Ihr Musikinstrument. Dies darf eine Geige, aber auch eine Blockflöte, Trommel oder Mundharmonika sein. Sie können nun lernen, verschiedene Tonhöhen zu bestimmen und so Ihr Gehör weiter zu schulen.

- Achten Sie auf die verschiedenen Tonhöhen.
  Wie wirken diese auf Sie und wie klingt es, wenn diese verschieden hohen Töne gleichzeitig gezupft oder angeschlagen werden?
  Auch hier wird das Ohrgeräusch in der Regel zuerst, quasi als weiterer Ton, dabei sein wollen.

- Lassen Sie den Tinnitus dabei sein und konzentrieren Sie sich auf die gespielten Töne.

Sie werden zunehmend merken, welch phantastische Möglichkeiten Ihr Ohr hat. Die Unterscheidung verschiedener Töne ist dabei ein ganz hervorragendes Gut des menschlichen Ohres. Ohne sie ist Musikempfinden und Gleichklang nicht möglich. Sie werden sehr schnell merken, dass Sie diese Fähigkeit durch Übungen verbessern können.

## 8) Übung der Lautheitsempfindung

Ob ein Geräusch laut ist und auch so erscheint, oder objektiv leise ist, aber von Ihnen besonders laut wahrgenommen wird, hängt auch von Ihrem Hörhintergrund ab.

So gibt es für Lautheitsempfinden eine persönliche Toleranzgrenze, die bei jedem Menschen unterschiedlich stark ausgeprägt ist und auch situationsbezogen bzw. geräuschbezogen ist. So ist bei einigen Menschen die Toleranzgrenze bezüglich spezifischer Geräusche, wie z. B. Kinderstimmen oder Lüfter von Computern, schnell erreicht, je nachdem, wie weit sie in Ihrem normalen Alltag durch diese Sachen gestört werden.

Im Vergleich zu anderen Personen empfinden Sie dann eben solche Geräusche als viel zu laut und möchten sich möglichst schnell aus dieser Situation entfernen bzw. sie gar nicht erst entstehen lassen.

Besonders wenn bei Ihnen der Tinnitus durch eine laute Geräuschsituation ausgelöst wurde, werden Sie diese möglicherweise unangenehm in Erinnerung behalten und eher eine solche Situation meiden. Dies kann zu zunehmenden Problemen und Einengungen führen.

In diesem Fall sollten Sie mit Ihren weiterhin vorhandenen Fähigkeiten die Lautheitsempfindung bewusst trainieren und auch langsam das Aushalten von lauten Geräuschen steigern. Die Grenze liegt natürlich bei objektiv schädigenden Geräuschen.

Auch diese Übungen können sowohl in der Natur als auch in den eigenen Räumen durchgeführt werden.

- Versuchen Sie, Geräusche nach Lautheit zu sortieren.
- Testen Sie dies an einer belebten Straße.
- Finden Sie heraus, ab wann für Sie Geräusche zu laut, unangenehm werden.

Dies lässt sich natürlich auch mit dem eigenen Radio oder CD-Gerät sehr gut trainieren, indem die Lautstärke variiert und dann eingeschätzt wird, was angenehm ist.

## 9) Die Wasser - Übung

Setzen Sie sich an ein fließendes Gewässer, etwa einen Bach.

Versuchen Sie, den Lauf des Wassers sowohl mit den Augen als auch mit den Ohren zu verfolgen.

Versuchen Sie dann, an einer Stelle, wo mehrere Steine im Bachlauf liegen, den Weg der Wellen um diese Steine herum und über die Steine hinweg mit den Ohren genau zu verfolgen.

Dies hört sich im ersten Moment sehr schwierig an, aber auch dies ist meist mit einiger Übung möglich, beruhigt und macht Spaß zugleich.

So sind der Phantasie keinerlei Grenzen gesetzt.

## 10) Überlegen Sie sich bitte auch, was Ihnen darüber hinaus weiterhelfen kann

Wichtig ist bei allen Übungen, dass sie regelmäßig durchgeführt werden.

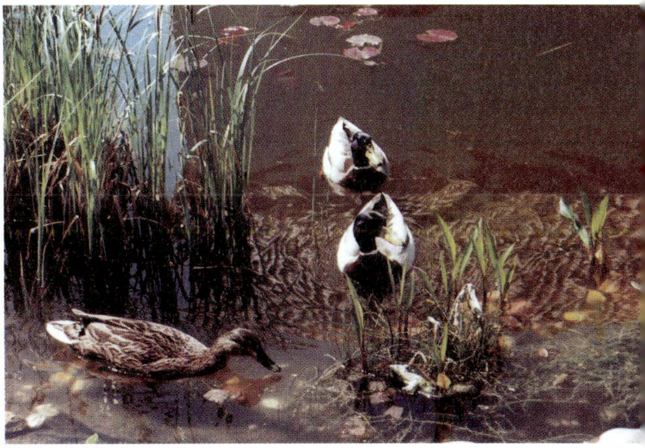

Das Trainieren der Hörwahrnehmung sollte zu einer ständig wiederkehrenden Tagesaufgabe werden dürfen.

Daraus entwickelt sich meist eine eigene Hör"hygiene", das Schätzen und Pflegen der eigenen Fähigkeiten. Diese ist hilfreich, einer Überlastung des Hörsystems vorzubeugen und gleichzeitig das Ohr auch bewusst schonen und schützen zu lernen.

## 6.3.10 Das Tinnitus-Tagebuch

Eine Möglichkeit, das eigene Tinnitus-Geschehen besser kennen zu lernen, stellt das sogenannte Tinnitus-Tagebuch dar. Die Idee dabei ist, die Tinnitus-Lautheit und ihre Veränderungen in ihren Bedeutungen und Auswirkungen zu beobachten. Spätestens, wenn Sie schon alle bisher aufgeführten Maßnahmen für sich durchgeführt haben, lohnt es sich, nun ein solches Tagebuch anzulegen.In der einfachsten Form kann das Tinnitus-Tagebuch in einem extra Buch in eigenen kurzen Sätzen geführt werden.

Legen Sie sich dafür ein schönes Heft oder vielleicht sogar ein schön bebildertes Buch zu.



Dann können Sie morgen nachlesen, was heute geschehen ist. Dies ist besonders dann günstig, wenn Sie zu einem bestimmten Zeitpunkt das Gefühl haben, dass nichts mehr weitergeht, weil sich die Tinnitus-Empfindung ins Unerträgliche gesteigert hat. Gerade dann ist es gut, nachzulesen, dass dies vielleicht so ähnlich schon einmal geschehen ist. Dann können Sie schwarz auf weiß, von Ihnen selbst geschrieben, nachlesen, dass es einen oder gar mehrere Auswege aus der Situation gab. Sie können nachlesen, was Ihnen zu diesem Ausweg geholfen hat und überlegen, wie Ihnen das Wissen von damals jetzt weiterhelfen kann.

Eine weitere wichtige Funktion hat das Tinnitus-Tagebuch dann, wenn Sie sich zur Besserung Ihrer Situation feste Vorsätze vorgenommen haben. Diese könnten zum Beispiel das Durchführen eines Entspannungsverfahrens dreimal täglich sein.

Dann ist es sinnvoll aufzuschreiben, welche Auswirkungen die Durchführung des Entspannungsverfahrens auf Ihr Allgemeinbefinden hatte und wie es sich auf die Tinnitus-Lautheit ausgewirkt hat. Dies kann Ihnen helfen, ein Gefühl dafür zu entwickeln, ob Sie für sich das richtige tun. Sie bekommen aber auch sehr rasch einen Überblick darüber, ob es günstig ist, bestimmte Vorsätze nicht zu befolgen. Darauf hinweisen muss man, dass die Führung eines Tagebuches auch den unerwünschten Effekt haben kann, die Aufmerksamkeit für den Tinnitus zu verstärken.

*Morgen nachlesen, was heute geschehen ist ...*

Sie haben in den vorhergehenden Kapiteln gelesen und vielleicht auch ausprobiert, dass natürlich auch dann der Tinnitus in seiner Lautheit stärker werden kann, wenn wir ihn NICHT wahrnehmen wollen. So sorgen Sie mit einem sorgfältigen Führen des Tinnitus-Tagebuchs natürlich auch dafür, dass der Tinnitus mindestens drei mal am Tag wahrgenommen wird. Aus diesem Grund muss auch für die Führung des Tinnitus-Tagebuches überlegt werden, ob der Nutzen dieses Risiko übersteigt.

Wenn Sie Ihren Tinnitus also nur manchmal bemerken, sollten Sie auch kein Tinnitus-Tagebuch führen.

## 6.3.11 Psychotherapeutische Unterstützung

Eine psychotherapeutische Unterstützung kann dann erforderlich sein, wenn das Tinnitus-Leiden zu schwerwiegenden, seelischen Veränderungen führt. Diese können zu Depressionen und Angstzuständen und bei ungünstigen Verläufen bis hin zu Berufsunfähigkeit und Selbstmordtendenzen führen.

***Psychotherapie heißt wörtlich: „Begleitung der Seele".***

Psychotherapie heißt sinngemäß nichts anderes als "Therapie der Seele". Eigentlich ist Psychotherapie also nichts Unanständiges. Dennoch ist Psychotherapie mit dem Ruch des "Verrückten" versehen. Zudem wird denen, deren Probleme nicht rein organisch sind, oft unterstellt, sie seien auch selbst schuld. So ist es kein Wunder, dass psychologische Hilfe gemieden wird solange es nur geht.

Was kann nun die Therapie seelischer Probleme leisten? Ein Beispiel aus einem Buch Paul Watzlawicks (1992) soll bei der Erklärung helfen:

Verbinden Sie bitte, bevor Sie weiterblättern, vielleicht auf einem Extrablatt, die neun Punkte der folgenden Figur mit vier geraden, zusammenhängenden Linien.

Heben Sie beim Ziehen der Linien den Bleistift nicht ab!

(Lösung auf Seite 111).

O O O

O O O

O O O

Vielleicht haben auch Sie, wie die allermeisten, denen diese Aufgabe gestellt wird, "von selbst" eine nicht geforderte Bedingung hinzufügt.

***Lösungen sind von außen manchmal einfacher zu sehen.***

Gerade diese von Ihnen selbst hinzugefügte Bedingung macht aber die Lösung unmöglich.

Es ist die Annahme, dass die Lösung innerhalb des durch die Punkte gegebenen Quadrates gefunden werden muss.

Diese Bedingung wurde aber nicht gestellt.

An dieser Aufgabe kann deutlich werden, dass Lösungen von außen manchmal einfacher zu sehen sind, als von den Menschen selbst, die mitten im Problem verwickelt sind. Oft verharren wir wie "das Kaninchen vor der Schlange" und haben nicht die Freiheit, einen Schritt zurückzugehen und andere Möglichkeiten zu erproben.

So kann man nach Watzlawick eine weit verbreitete, gutartige Krankheit der Seele, die "Neurose" verstehen. Watzlawick beschreibt eine Neurose als einen anhaltenden Versuch, mit immer mehr vom selben ein so nicht erreichbares Ziel zu verwirklichen.

Oft kann nicht gesehen werden, dass ein anderes Mittel mit vielleicht viel weniger Mühe erfolgversprechender ist.

Bei der oben gestellten Aufgabe ist das Problem nur zu lösen, wenn man über den - scheinbar - gegebenen Rahmen hinausgeht.

Damit ist ein wichtiges Element bei der Psychotherapie benannt. Psychotherapie hat die Funktion des einfühlenden Blickes von außen.

Dies kann dem Verwickelten helfen, Dinge nachspürbar zu erkennen, die zwar meistens da sind, aber nicht wahrgenommen werden können.

Ein Mensch kann so während der Psychotherapie eine Menge Hilfestellung erfahren. Er kann zudem viele, für ihn neue Zusammenhänge über sich kennenlernen.

Dabei hat auch die Psychotherapie Nebenwirkungen. Alles, was wirkt, hat auch Nebenwirkungen. Eine davon ist, dass man nun nicht einfach so weiter machen kann wie bisher. Das kann schmerzhaft sein. Das Gewohnte hat, auch wenn es mit Unbill verbunden ist, oft noch etwas Vertrautes. Etwas Vertrautes mag und kann man so schnell nicht aufgeben.

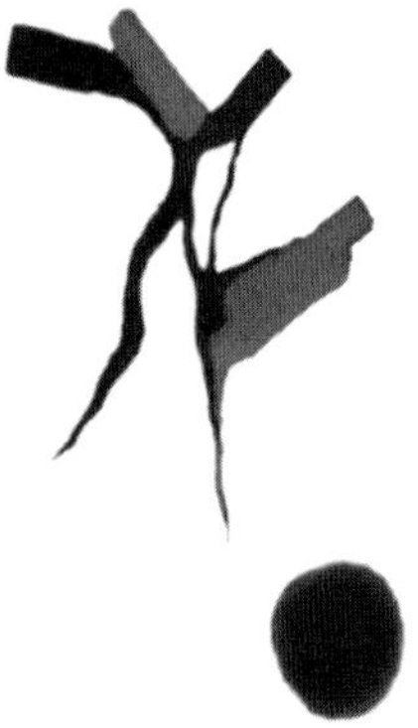

Nun läßt sich Psychotherapie nicht einfach wie Tabletten oder Krankengymnastik verordnen. Sie wirkt nicht, wenn man nur geschickt wird und guckt, was einem der Fachmensch zu sagen hat. Psychotherapie kann nur weiter helfen bei eigener - bewussten oder unbewussten - Motivation zu Veränderung. Diese ist - verständlicherweise - oft erst in tiefer Not gegeben, wozu sollte man sonst etwas ändern.

Zu Not und Verzweiflung kann der Tinnitus oft deutlich beitragen. Bei den Menschen, bei denen die Krankheit "Sinn" machen könnte, bewirkt sie vielleicht auch, dass die Betroffenen aus einem krankmachenden System herausfallen, wenn es sonst nicht geht.

Dann aber können sich über die Not hinaus oft neue Räume eröffnen.

Was ist nun aber die richtige Therapie - speziell bei Tinnitus?

## Im Blickpunkt: Der Ganze Mensch

***Tiefenpsychologisch fundierte Verfahren und die Verhaltenstherapie sind von der Kasse anerkannt.***

Man unterscheidet in dem weiten Feld der psychotherapeutischen Ansätze zwei große, von den Krankenkassen anerkannte Methoden: Die tiefenpsychologisch fundierten Verfahren und die lerntheoretisch ausgerichtete Verhaltenstherapie.

Die tiefenpsychologisch fundierten Verfahren werden oft mit dem Liegen auf der Couch und Freud verbunden. Dies stimmt so schon lange nicht mehr, sondern wurde vielfach den Erfordernissen und Erkenntnissen der Zeit angepasst. Nach wie vor aber haben tiefenpsychologische Verfahren den Beziehungshintergrund und mögliche Beziehungs-Konflikte im Blickpunkt. Eine wichtige Annahme der tiefenpsychologischen Verfahren ist, dass hinter vielen Krankheitsverläufen Konflikte verborgen sind, die Auslöser des Symptoms sind.

Im Unterschied dazu setzt die Verhaltenstherapie an den Symptomen an, in diesem Fall am Leiden am Tinnitus, und zielt konkret auf praktische Verbesserungen.

Beide Verfahren sind im praktischen Umgang gar nicht so verschieden, wie oft angenommen wird. Beide schauen sich das gesamte Problemknäuel mit Hilfe Ihrer Möglichkeiten an.

Der deutliche Unterschied liegt aber im Ansatz. Bildlich könnte das heißen, beide greifen vor allem am Anfang andere Fäden aus dem Knäuel auf.

## Ansetzen am bewussten und unbewussten Lernen

Was die formale Therapierichtung angeht, so ist vom Ansatz her die Verhaltenstherapie sinnvoll und wird oft empfohlen. Bei Tinnitus bietet sich besonders die sogenannte "kognitiv ausgerichtete Verhaltenstherapie" an. Sie zielt besonders auf die Beurteilungen und Bewertungen, die Kognitionen, in diesem Fall hinsichtlich des Tinnitus-Leidens.
Dabei sind die entscheidenden, zu bearbeitenden Beurteilungen und Bewertungen überwiegend unbewusst. Sie dürfen und müssen es auch sein. Unbewusste Muster sorgen schon seit Millionen von Jahren für das körperliche und seelische Überleben. Es ist nicht

möglich, über die Vielzahl der zum Überleben, Wahrnehmen und Bewegen nötigen Muster und Handlungsabläufe jeweils nachzudenken, ohne handlungsunfähig zu werden.

***Bei neuen Fragestellungen, laufen alte „unbewusste" Wertesysteme in Gefahr, nicht mehr so günstige Antworten zu geben.***



Die individuell erlernten Muster haben sich meist seit der frühen Kindheit bewährt. Je eingeschliffener diese werden, desto mehr dürfen sie ins Unbewusste verschwinden. Besonders gut zu erkennen ist dies beim Autofahren, wo komplexe Muster situationsabhängig meist gut aufeinander abgestimmt ohne Nachdenken nach entsprechender Übung funktionieren.

Für beide Arten des Lernens, des vererbten und des individuell hinzugekommenen, gilt, dass die früh erworbenen Muster die später hinzugekommenen Erfahrungen mit beeinflussen.
So legt sich Lernerfahrung über Lernerfahrung.
Speziell bei neuen Fragestellungen, etwa der Tinnitus-Verarbeitung, laufen aber die unbewussten Wertesysteme Gefahr, falsche oder nicht mehr so günstige Antworten zu geben. Dies ist meist der Anlass, Einstellungen und Handlungen zu überdenken und ggf. zu ändern.

Als Menschen sind wir dazu auch in der Lage. Notwendig ist es aber meist, ggf. mit Hilfe von außen (s. die Aufgabe am Anfang des Abschnitts) - unbewusste Einstellungen und Bewertungen bewusst werden zu lassen.

Dann kann - und darf! - hinzu gelernt werden. Dies gilt nicht nur für Geschmacksänderungen im Laufe des Erwachsenwerdens, etwa bei Spinat, Fisch oder Käse, sondern auch für die Bewertung des Tinnitus. Dies erklärt auch, warum über 90% der Tinnitus-Betroffenen nach ca. drei Monaten nicht mehr unter dem Tinnitus leiden, sondern zumindest ein Auskommen mit ihm gefunden haben.

Wenn dies, wie beim chronisch komplexen Tinnitus, nicht "von alleine" gelingen kann, dann profitieren diese Menschen oft von einer professionellen Hilfe von außen.

Schon die Arbeit mit dem ABC der Hörwahrnehmung hat in der Regel angstvermindernde Effekte.

Konkret müssen die Einstellungen so geändert werden dürfen, dass eine Beruhigung und Sicherheit im weiteren Handeln möglich wird. Dabei gilt es mit Hilfe ganz real zu machender Erfahrungen im Außen (etwa beim Hör- und Geräuschtraining und im Körpererleben) Befürchtungen auszuräumen.

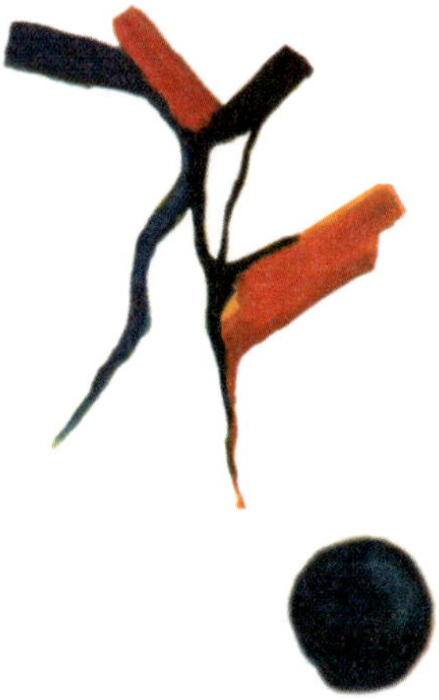

## Die Bearbeitung der psychologischen Symptomatik

Bleibt dann aber dennoch eine - nun vom Tinnitus unabhängige - sich selbst verstärkende seelische Symptomatik, so sollte die Arbeit mit der Seele weitergehen.

Dies gilt natürlich auch dann, wenn sich herausstellt, dass die seelischen Probleme der eigentliche Grund für das Tinnitus-Leiden sind. Dies ist immer dann erfolgversprechend, wenn eine gute Motivation auch beim Patienten gegeben ist.

Nicht selten zeigt sich, dass hinter dem Tinnitusleiden andere oder darüber hinaus gehende Probleme verborgen sind. Dies gilt für ernsthafte depressive Verstimmungen ebenso wie für massive Konflikte etwa familiärer Art.

Diese verhindern dann eine Lösung der an den Tinnitus geknüpften Probleme.

Manchmal kann - als meist unbewusster Prozess! - ein Leiden am Tinnitus erträglicher erscheinen als die Auseinandersetzung mit dem dahinterstehenden Konflikt.

Ob die Therapie einzeln oder in der Gruppe, ambulant oder stationär durchgeführt wird, ist eine Frage der Art und Schwere der Erkrankung und nicht zuletzt auch der persönlichen Vorlieben und den konkreten Möglichkeiten vor Ort.

### Was erwartet Sie beim Psychologen?

### Er wird Sie

- nach Ihrer persönlichen Vorstellung von der Krankheit und ihrem Verlauf fragen.

  Technisch wird er mit Ihnen die Frage der Kosten bzw. der Kostenerstattung besprechen müssen, den Zeitrahmen und die Häufigkeit der Gespräche.

### Sie müssen

- sich fragen, ob Sie das Gefühl haben, dass dieser Therapeut für Sie der Richtige ist.

  Dazu können Sie ggf. bis zu fünf sogenannter Probesitzungen nutzen.

- auch von sich aus nach den Kosten bzw. der Kostenerstattung fragen, da nicht alle Psychotherapeuten mit der Kasse abrechnen können.
  Fragen Sie dazu Ihre Kasse!
- ggf. prüfen, ob Ihnen ein Erfolg bei Ihrem Problem mit diesem Therapeuten eine Eigenfinanzierung wert ist.
- überlegen, ob Sie ggf. die Kosten für <u>Ihre</u> Therapie <u>bei diesem</u> Therapeuten gegen den täglichen Zigaretten Konsum oder den Erwerb eines Mittelklasse Autos, oder - was wäre ***für SIE*** möglich ??? - gegen - rechnen.

## Wichtige Elemente aller psychotherapeutischen Verfahren

### Verstehen und Zuversicht

*Am wichtigsten ist die Motivation und der Wille, gesund zu werden.*

Die praktische Erfahrung zeigt allerdings auch, dass es mehr auf das Verhältnis, die Beziehung zwischen dem Therapeuten und Ihnen als Betroffenen ankommt als auf das ausgewiesene Verfahren. Dabei sind zwei Dinge wichtig:

Sie müssen sich vom dem Therapeuten verstanden wissen und Sie müssen die Zuversicht gewinnen, dass der Therapeut ein kompetenter Partner bei der Lösung Ihres Problems sein kann. Beim Leiden am Tinnitus kann der Psychologe dann kompetent sein, wenn er auch organisch - zumindest grob - Bescheid weiß.

6

Mehr noch als die Persönlichkeit des Therapeuten und die Therapiemethode wirkt aber die eigene Ausgangslage, die eigene Motivation und der Wille des Betroffenen, gesund zu werden.

Letztlich geht es bei allen therapeutischen Begegnungen darum, dass die Leidenden auf ihrer Suche nach Lösungsmöglichkeiten gut begleitet werden. Die Lösungen ermöglichen und durchführen muss aber jeder selbst.

Vor einer Entscheidung ist es sinnvoll, z.B. anhand einer von der Krankenkasse erstellten Liste, mehrere Psychologen aufzusuchen. Dann kann man auch sicher sein, dass die Behandlung zumindest mitfinanziert wird. Bis zu fünf Probesitzungen sind möglich, um sich dann aber zu entscheiden!

Hilfreich kann auch Rat aus dem Freundes- und Bekanntenkreis sein. So nebenbei stellt sich heraus, dass deutlich mehr Menschen psychotherapeutische Erfahrungen haben oder hatten, als man selbst geglaubt hat.

## 6.3.12 Der Brief an den Tinnitus

Eine gute Möglichkeit, um mit dem Tinnitus "ins Gespräch" zu kommen, ist, ihm zu schreiben. Dies kann im Rahmen der Psychotherapie oder auch in Eigeninitiative geschehen. Eingeführt wurde diese Methode durch G. Goebel, einem Pionier der Tinnitusbehandlung, in der Klinik Roseneck.

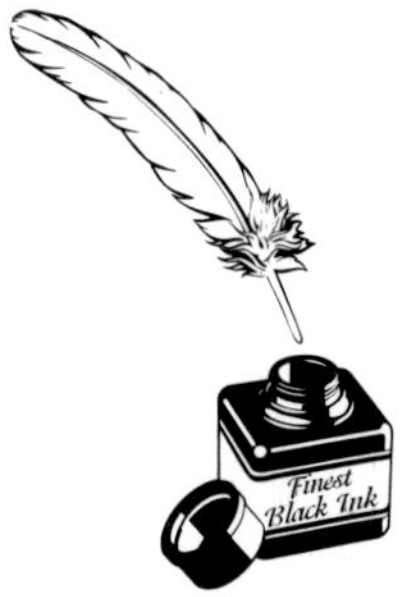

Es mag sich im ersten Moment etwas merkwürdig anhören, seinem eigenen Tinnitus, und damit sich selbst, einen Brief zu schreiben. Aber meistens stellt sich doch oft schon beim Schreiben ganz praktisch heraus, dass dabei nützliche Veränderungen eintreten. Dieser "innere Dialog" ermöglicht es oft, die eigenen Gefühle, aber auch die Möglichkeiten der Bewältigung zu erschließen.

Ein Brief an den Tinnitus sollte so gestaltet werden, dass man versucht, den Tinnitus tatsächlich als Gegenüber anzusprechen. Dann sollten Sie ihm zum Beispiel mitteilen, was Sie am meisten an ihm stört und wie genau das aussieht.

Wenn Sie dies ausführlich gemacht haben, sollten Sie ganz konkret versuchen, mit ihm in Kontakt zu treten. Vielleicht können Sie ihm eine Art Geschäft vorschlagen, um zu sehen, ob es Bedingungen gibt, in denen der Tinnitus mehr oder weniger laut oder mehr oder weniger aggressiv sein wird.

Im Alltagsgebrauch könnte man es auch mit einem aus dem arabischen stammenden Sprichwort halten, das da lautet: "Wenn Du Deinen Feind nicht besiegen kannst, so versuche, ihn zu Deinem Freund zu machen." Alles, was dazu gesagt, gedacht und getan werden kann, sollte in diesen Brief Einlass finden.

Meistens wird der Tinnitus bei einer derartigen Vorgehensweise umgänglicher und teilweise auch freundlicher.

Darüber hinaus können Tinnitus-Tagebuch und die Briefe an den Tinnitus eine ideale Erinnerung an die Bewältigung schwieriger Umstände werden, die dann durchaus auch für andere schwierige Situationen gut genutzt werden können.

***Tinnitus-Tagebuch und Briefe an den Tinnitus können gute Erinnerung an die Bewältigung schwieriger Umstände werden.***

## 6.3.13 Psychopharmaka - Krücke und Problem

Die Möglichkeit, seelische Probleme auch mit Medikamenten, mit Psychopharmaka, beeinflussen zu können, ist oft segensreich und gleichzeitig verführerisch.

In scheinbar unaushaltbaren Situationen kann der Arzt wie immer einfach etwas verschreiben. Dies entspricht dabei meistens den Erwartungen vieler Patienten, die davon ausgehen, dass der Arzt für alles eine Pille haben muss.

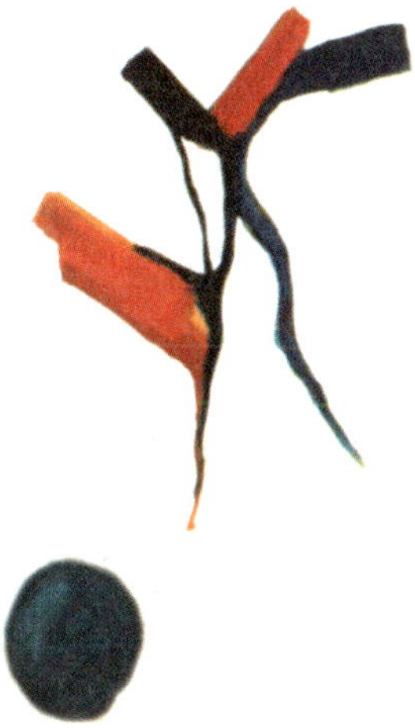

Der Preis dafür ist oft hoch. Es ist kaum abzuschätzen, wie viele Patienten meist mit valium-ähnlichen Mitteln schlecht bedacht oder gar in eine Sucht geschickt werden.

So sind Vorsicht vor allem bei Schlaf- und Beruhigungsmitteln angebracht und notwendig.

Teilweise erschwert aber diese zu recht in Verruf gekommene Praxis ausgerechnet dann die Nutzung der Psychopharmaka, wenn sie nötig werden. Als vielleicht nur vorübergehende Stütze oder bei bestimmten und schweren Krankheitsbildern können sie nämlich als längerfristige Hilfe von außen sehr segensreich sein.

So haben antidepressive Medikamente durchaus ihre Berechtigung, wenn sich bei oder durch den Tinnitus eine ernsthafte, behindernde Depression einstellt. Manchmal sind sie dann nötig, um überhaupt erst therapeutisch in Kontakt kommen zu können. Dann setzen auch wir sogenannte "Antidepressiva" ein.

Dabei unterscheiden sich die dazu fachgerecht eingesetzten Medikamente deutlich von den Schlaf- oder Beruhigungsmitteln. Die Kompetenz in der Anwendung liegt dabei meist bei Fachärzten für Psychiatrie und Psychotherapie.

Wir raten dringend, Psychopharmaka nur mit Anleitung eines Facharztes einzunehmen. In der Regel sollte gleichzeitig eine Psychotherapie erfolgen, um auch selbst etwas zu ändern, soweit das geht.



Lassen Sie sich Psychopharmaka nicht mal so nebenbei verschreiben nach dem Motto: „Schauen Sie mal, ob es Ihnen damit besser geht", eine leider zu häufige Praxis.

### 6.3.14 Die stationäre Tinnitus-Therapie

Eine Therapie mit den Möglichkeiten eines Krankenhauses kann auch bei einem chronisch komplexen Tinnitus notwendig werden. Dies ist dann der Fall, wenn die ambulanten Therapiemöglichkeiten ausgeschöpft sind und sich das Krankheitsgeschehen zunehmend verschlechtert.

Der Vorteil einer stationären Behandlung ergibt sich aus der aufeinander abgestimmten Zusammenarbeit der verschiedenen Therapeuten. Hier arbeiten Ärzte, Psychotherapeuten und Hör- und Bewegungstherapeuten gemeinsam an Ihrem Problem, statt nebeneinander her.

Eine gute Krankenhausbehandlung sollte im Wesentlichen vier Dinge zusammenführen:

1. Eine medizinisch fundierte Diagnose und eine für den Patienten nachvollziehbare Aufklärung und Führung.
2. Eine Möglichkeit zur psychotherapeutischen Bearbeitung.
3. Ein abgestimmtes Hör- und Geräuschtraining zur Gewöhnung (Habituation).
4. Eine Körperarbeit, die Sinneseindrücke, eben auch den Tinnitus, und Wahrnehmungen mit Körperempfinden verändernd zusammenführt (integriert).

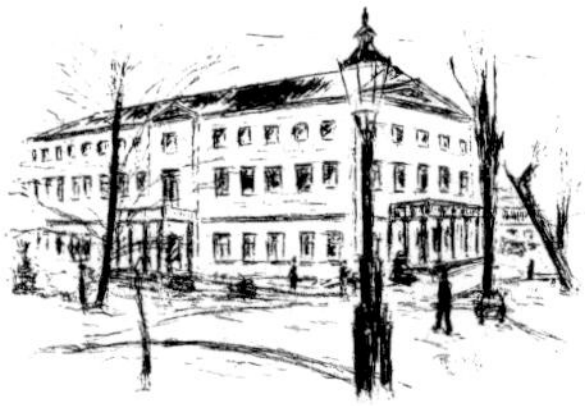

Dabei sollten ganz bewusst nicht die schnellen und leider meist nur kurzlebigen Erfolge oder Erfolgsversprechen im Vordergrund stehen. Wenn ein für Sie und mit Ihnen stimmiges Wirkmuster erarbeitet werden kann, dann darf es um kleine, aber langfristig angelegte Schritte gehen.

Diese haben meist den großen Vorteil, dass sich die Erfolge dabei sichern lassen und eine grundsätzliche Stabilisierung erreicht werden kann. Manches geht um so schneller, je mehr Zeit sie sich dabei lassen dürfen.

## 6.3.15 Das Leiden am Tinnitus beim älter werdenden Menschen

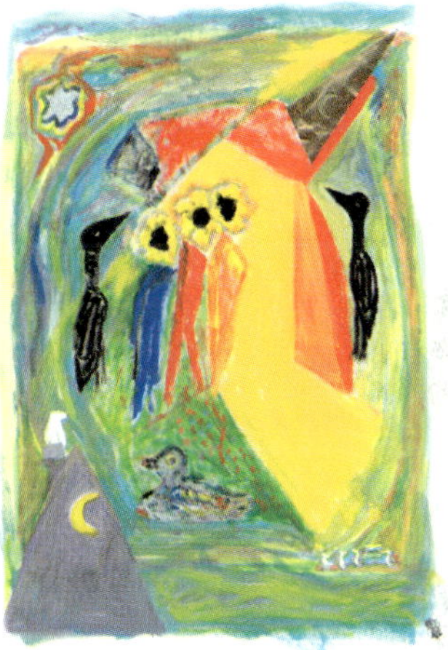

Das Leiden am Tinnitus ist bei Kindern glücklicherweise relativ selten. Bei Jugendlichen ist die Gefährdung sowohl durch das zu lange und zu laute Tragen eines „Walkmans" wie durch „Großereignisse" und Diskotheken schon größer. Wenn aber die erforderlichen Ruhezeiten eingehalten werden, kann sich das Ohr in aller Regel meist wieder erholen. Wenn aber ein Tinnitus leidend erlebt wird, spielen oft die Ängste der Eltern eine entscheidende Rolle, so dass die Therapie auch immer die Eltern mit einbeziehen sollte.

In der sog. Midlife crisis *kann* ein Leiden am Tinnitus die (überfällige) Wende des Lebens „heraus tönen". Wenn die biologischen "Hausaufgaben", wie ökonomische Sicherung des Lebens, Übernehmen von gesellschaftlichen Funktionen, Kindererziehung etc. soweit erfüllt sind, fragt man sich oft: "Was nun?"

Hier entsteht i.d.R. ein Riesenloch von enttäuschten Erwartungen oder oft auch gähnender Langeweile, bei denen die alten Muster der Bestätigung und Selbstbestätigung nicht mehr ausreichend funktionieren. Dann steht vielleicht die ganz eigene „Individuation" im Vordergrund, kommt aber nicht entsprechend voran.

Im höheren Alter häufen sich die Möglichkeiten, an Tinnitus zu erkranken, weil mit dem Alter die Chance zunimmt,

- erbliche, entzündliche oder degenerative Erkrankungen des Ohres tatsächlich zu bekommen,
- an und unter Folgen der immer lauter werdenden Umwelt zu leiden,
- seelische Erkrankungen zu bekommen, die sich über das Ohr ausdrücken, seien es auch nur „Grillen" oder „Flöhe" im Ohr.

und so subjektiv, objektiv oder tatsächlich an Ohrfunktionen zu „verlieren".

Dennoch gibt es keine „natürliche" Altersschwerhörigkeit (Presbyakusis). Auch ältere Menschen können durchaus gut hören!

So zeigen die von Prof. Lehnhardt aus Hannover schon 1978 veröffentlichten Ergebnisse und die einer eigenen umfangreichen Studie einen nur ganz gering ausgeprägten Hörverlust in den hohen Frequenzen bei älteren Menschen.

***Lehnhardt, E (1979): Zur Fragwürdigkeit des Begriffs „Altersschwerhörigkeit". HNO 26: 406 - 13***

## Altersspezifische Geräteanpassung

***Es gibt keine „natürliche" Altersschwerhörigkeit.***

Wenn sich aber dennoch eine Schwerhörigkeit entwickelt, scheint eine erfolgreiche Anpassung mit Hörgeräten schwierig zu sein. Ungünstigerweise empfinden ältere Menschen ihren Hörverlust weniger problematisch als jüngere mit vergleichbaren Befunden oder sie „möchten es nicht wahrhaben" - sie bagatellisieren ihn.

Dabei hat die technische Entwicklung der Hörgeräte besonders seit Beginn der digitalen Ära rasante Fortschritte gemacht: Richtmikrophone, Mehrkanaligkeit, verbesserte Spracherkennung und Störschallunterdrückung.



Andererseits spielen aber auch Unzulänglichkeiten in der Diagnostik wie in der Hörgeräteeinstellung etwa bei der Störgeräuschunterdrückung oft eine entscheidende - negative - Rolle.

Die Patienten erleben einfach nicht, dass ihnen die Hörgeräte „wirklich" helfen. In einer Verlaufsstudie (Humes) bei 73 älteren Hörgeräteträgern wurde festgestellt, dass nur 20% einen subjektiven Nutzen hatten und zufrieden waren.

Dabei ist die Wiederherstellung der Kommunikationsfähigkeit für gute Lebensqualität und ein möglichst gutes, „sich verstehendes" soziales Netz eine wesentliche Voraussetzung. Waren frühere Generationen noch nahezu vollständig in den Familienkontext eingebunden und hatten daher immer Anteil am normalen Leben so sind die älteren Menschen heute zunehmend mehr auf Medien (Radio, Fernsehen) und soziale Veranstaltungen (Vorträge, Zusammenkünfte) angewiesen. Zugleich steigt auch der Anspruch. Die Menschen werden immer älter und sind auch rüstiger und bewegungsfähiger als ihre Mütter und Väter im Alter, sie wollen und sollen daher auch mehr teilhaben am öffentlichen Leben.

***aus G. Hesse 2003: Habilitation zur „Altershörigkeit" an der Universität Witten/Herdecke***

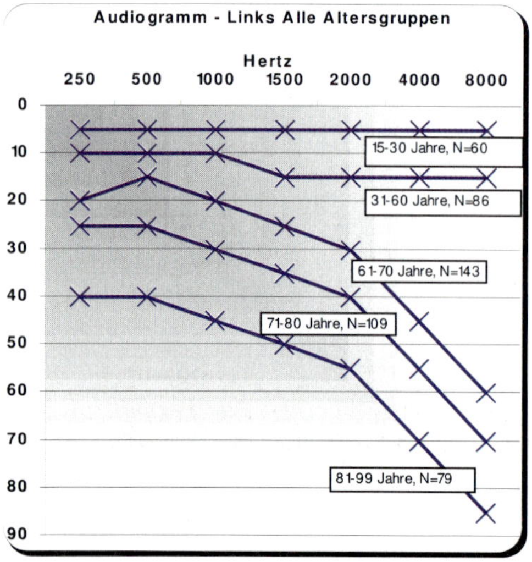


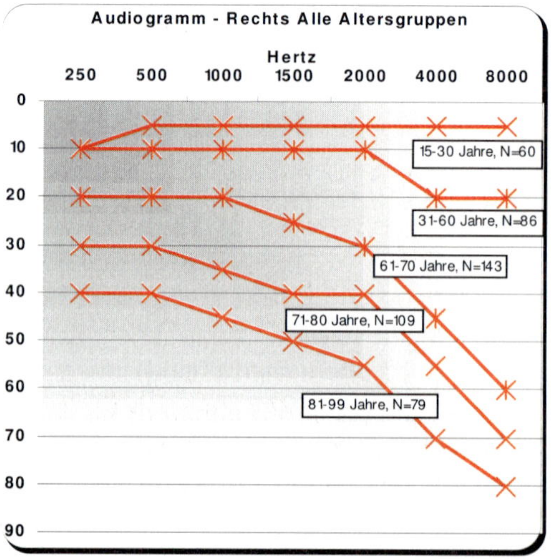

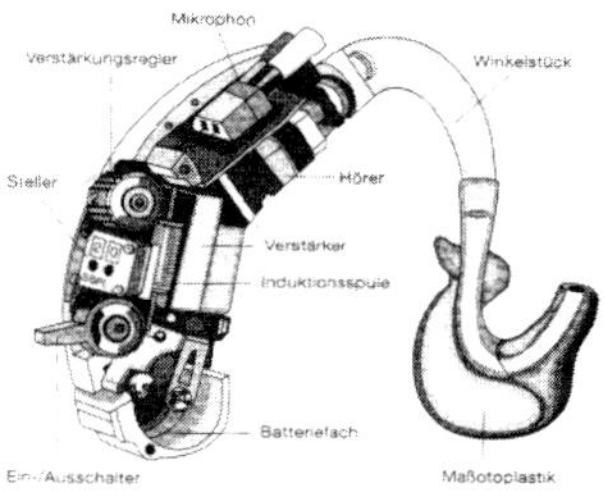


So ist es notwendig, sowohl bei der Diagnostik als auch bei der Behandlung auf die Hörverarbeitung von älteren Menschen Rücksicht zu nehmen.

Da für viele Ältere das Hören im Störschall am stärksten beeinträchtigt ist, sollte die Störgeräuschunterdrückung zumindest für Schwerhörige mit großen zentralen Defiziten - auch auf Kosten optimaler Klangqualität - absoluten Vorrang haben.

Moderne Hörgeräte erfüllen diesen Anspruch nicht immer, zumindest gibt es für diese Personengruppe keine besonders eingestellten oder gar produzierten Hörgeräte, obwohl das möglich wäre.

***Hörgeräte müssen den Fähigkeiten und Bedürfnissen der älteren Menschen angepasst sein.***

Dazu müsste etwa auf Kosten der Klangqualität ein Maximum an Störschallunterdrückung erreicht werden.

Das liegt auch daran, dass für die Hörgeräteindustrie der junge Mensch mit weitgehend erhaltener zentraler Hörverarbeitung und Störgeräuschunterdrückung dominiert, dessen Anspruch an hohe Klangqualität im Vordergrund der Werbung und damit auch der Geräteentwicklung steht.

Aber auch die Hörgeräteanpassung mit einer entsprechenden Hörtherapie ist auf die Fähigkeiten und Bedürfnisse der älteren Menschen abzustimmen und sie aktiv dabei zu begleiten.

## Seelische Aspekte

Hinzukommen können auch bei älteren Menschen seelische Störungen, die entgegen vieler Vorurteile, nicht nur behandlungswürdig und -bedürftig sind, sondern meist gut behandelt werden können. Dies haben G. Heuft, G. Schneider, HG. Nehen und Kruse im Jahr 2000 in einem lesenswerten Artikel im „Deutschen Ärzteblatt" 97: A 2310 - 3 unter dem Titel „ Funktionelle Störungen beim älteren Menschen" ausgeführt.

Grundsätzlich ließen sich bei älteren Menschen drei Ursachen einer möglichen seelischen (akuten funktionellen) Erkrankung mit Ausdruck in körperlich empfundenen Symptomen - wie eben auch dem Leiden am Tinnitus - finden:

**1) Ein anhaltender – nie gelöster – seelischer Konflikt**
Ein solcher zeige sich bei Menschen, die seit ihrer Kindheit beziehungsweise Jugendzeit zwar eine "schwellende" Problematik haben, jedoch aufgrund günstiger Umstände über mehrere Jahrzehnte gut damit umgehen konnten oder ihre Nische gefunden hatten.

Auslösesituationen für ein Symptom mit Krankheitswert können sogenannte "Schwellensituationen" in der zweiten Hälfte des Erwachsenenlebens sein.

Dies sind zum Beispiel :

- Berentung,
- Tod eines Partners
- oder Wegzug des letzten Kindes!

Eine Begleitung der Seele (Psychotherapie) könnte an der über Jahrzehnte hinweg gelungenen seelischen Regulationsleistung anknüpfen, die für eine hohe psychische Kompetenz spricht.

### 2) Aktualkonflikte



Ein anderes Wirkmuster lasse sich bei Menschen beobachten, in deren Lebensgeschichte sich kein ernsthaftes Grundproblem zeigt. Diese haben in ihrem Lebenslauf alle bisherigen Anforderungen und Schwellensituationen gut bewältigt. Scheitern können Sie natürlich an **für sie neuen Aufgaben**, die im bisherigen Lebenslauf nicht eingeübt werden konnten (z.B. Umgang mit der Einsamkeit und dem Alleinsein: man wird nicht mehr gebraucht für das bisher Gewohnte und es gibt keine sinnvolle neue Aufgabe, z.B. Enkel)

***Wenn durch „reine Willensanstrengung" das Problem nicht lösbar ist, kann - auch im Alter - Psychotherapie helfen.***

Diese Aktualkonflikte sind – so Heuft - den Betroffenen in der Regel bewusst. Sie können jedoch nicht durch reine Willensanstrengung gelöst werden. Das heißt, es nutzt nichts, die Konflikte zu benennen ("nur" darüber zu reden), sondern sie müssen, ggf. auch mit psychotherapeutischer Hilfe, bearbeitet werden.

### 3) Trauma-Reaktivierungen

Weniger bekannt sei bisher, dass Menschen wie die nachfolgend beschriebene alte Dame noch nach Jahrzehnten, in denen "trotzdem alles noch irgendwie gut gegangen ist" eine Wiederbelebung (Reaktivierung) eines schweren Traumas erleiden können .

Das sind in unserer Epoche nun – Jahrzehnte nach dem 2. Weltkrieg - Erlebnisse des Krieges, der Vertreibung und des Holocaust.

Wenn mit dem Alter die seelische Regulationsleistung nachlässt, können dann – scheinbar plötzlich – die entsetzlichen Erlebnisse wieder "vor Augen stehen". Kennzeichnend für die traumatische Erfahrung sind Gefühle von Ausgeliefertheit und Hilflosigkeit, die in diesem Fall durch den nicht gelungenen Umgang mit dem Tinnitus ausgelöst wurden.

Dann kommen wieder unbeantwortete Fragen in den Vordergrund nach

- dem Warum?,
- der "Schuld" auch des eigenen Überlebens, obwohl die anderen umgekommen sind und
- der Brüchigkeit des menschlichen Lebens.

Dann geht es in der Therapie oft darum, dass diese Erfahrungen erstmals (!) emotional (mit-) geteilt werden können.

Dazu sei ein Beispiel dargestellt, auch wenn dieses sicherlich nicht für alle älteren Tinnituspatienten gelten kann.

## 6.3. 16 "Tönend zurück nach vorn" bei zusammenbrechenden Welten

Kurz vor ihrem 50. Hochzeitstag kam eine 78-jährige Frau mit akutem Tinnitus in unsere psychosomatische Behandlung.

Sie leide so unter Tinnitus und sei so verzweifelt, dass sie nicht mehr wisse, was sie tun könne. Die letzten Tage wären schon zum Verrücktwerden gewesen, sie wäre am liebsten schon weit weg aus diesem Leben.

Da sie sich zudem kaum traute, allein in ihrem Zimmer zu bleiben, nahmen wir den Ehemann erst mal mit auf. Dann versuchten wir herauszubekommen, was denn in den letzten Wochen geschehen sei.

Für die Patientin stellte sich dies so dar, dass nach nun 78 Lebensjahren mit vielem "Auf und Ab" mit dem Auftreten des Tinnitus eine Welt zusammengebrochen sei. Dies habe sie so durcheinander gebracht, dass sie nicht mehr schlafen könne. Das Medikament, das ihr der niedergelassene Arzt verschrieben habe, hätte alles nur noch schlimmer gemacht und sie hätte überhaupt nicht schlafen können. Seitdem sei sie nur noch „Tinnitus" und habe zudem ein Brennen am ganzen Körper.

Sie machte sich große Vorwürfe, die Symptome anfangs nicht ernst genug genommen zu haben und nicht genug dagegen unternommen zu haben. Mit Tränen in den Augen "gestand" sie, an Selbstmord gedacht zu haben und das, obwohl sie dies ihrem Mann, ihren Kindern und Enkelkindern nicht antun wolle. Sie habe aber einfach nicht mehr aus und ein gewusst.

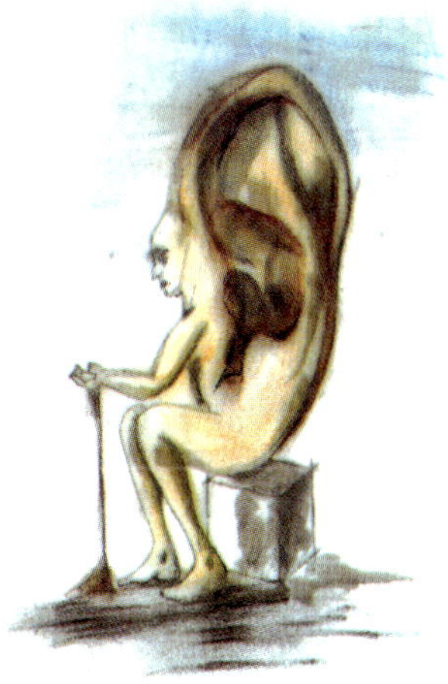

In der HNO-Untersuchung stellte sich nun heraus, dass sich der Tinnitus hochfrequent bei 8 kHz bestimmen lassen konnte. Im Hörbefund fand sich beidseitig eine deutliche Schwerhörigkeit. Diese hatte die Patientin bisher für sich selbst kaum bemerkt. Sie hatte das Gefühl, dass die anderen zunehmend leiser sprächen. Der Familie fiel auf, dass die Patientin Radio- und Fernsehapparat lauter stellte.

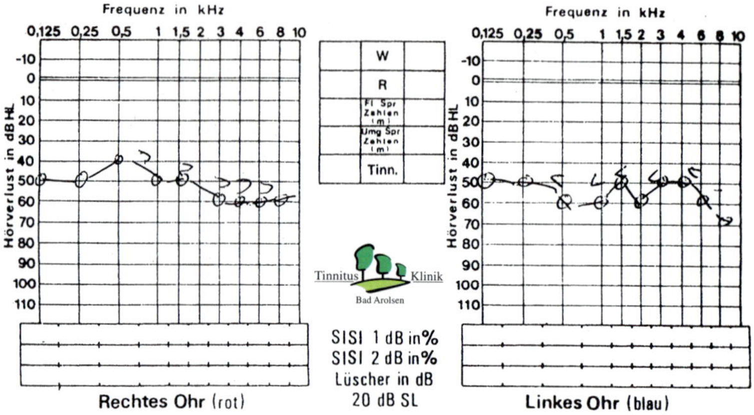


Die Hörkurve weist über alle Frequenzen einen deutlichen Verlust der Hörfähigkeit aus

Schon während der zugesagten Aufnahme kam es zu einer deutlichen Entspannung. Im Kontakt war dennoch spürbar, unter welchem verzweifelten Druck die Patientin nach wie vor stand. Wichtig war, dass sie dabei weniger ihren Tinnitus sofort weghaben wollte, sondern das Bedürfnis ausdrückte, "irgendwie" Unterstützung in der Bewältigung ihrer derzeitigen Not zu bekommen.

Wichtig war, die Patientin in ihrer derzeitigen Not anzunehmen und ein Stück davon auch begreifbar werden zu lassen. Dies gelang durch die Unterstützung in der aktuellen Not und über die Lebensgeschichte der Patientin - auch mit der Idee, durch ein Hörgerät mehr "Außen-" als "Innen-Informationen" zu vermitteln.

Es zeigte sich, dass die 1923 geborene Frau in einer großen ländlichen Familie in Schlesien geboren war und dort - wie üblich - auf dem elterlichen Hof arbeitete.

Ihre Mutter war vor ihrer Geburt schon mit einem anderen Mann verheiratet, wobei dieser, ebenso wie deren Sohn (ihr Halbbruder), im 1. Weltkrieg ums Leben kam. Ihr Vater war auch schon verwitwet, nachdem seine Frau gleich nach der Geburt des zweiten Sohnes gestorben war. Zusammen bekamen ihre Eltern noch zwei Söhne und als jüngstes eben sie selbst. So wuchs sie als einziges Mädchen mit zwei Stiefbrüdern und noch zwei älteren leiblichen Brüdern auf.

Da ihr Vater sich immer eine Tochter gewünscht habe, so erinnert sie sich, habe sie zu diesem eine besondere Beziehung entwickelt, was auch einen Teil der wahrscheinlich darin schon geübten und ihr erhalten gebliebenen Ausstrahlung erklärt.

Im zweiten Weltkrieg kamen dann ein leiblicher Bruder und ein Stiefbruder ums Leben, bevor 1945 Schlesien russisch besetzt wurde. In dieser Zeit habe sie große Angst gehabt. Insbesondere die Frauen versteckten sich vor den heranrückenden Soldaten. Damals war die Patientin schon mit ihrem ersten Ehemann verheiratet und seit 5 Monaten Mutter einer Tochter. Ihr Ehemann kam im Krieg um´s Leben, wie schon der Mann ihrer Mutter im 1. Weltkrieg. Dem schloss sich relativ "Schlag auf Schlag" die Flucht und Vertreibung aus Schlesien an.

***Über die Lebensgeschichte erschließt sich oft die Symptomatik.***

Mit ihrem 5 Monate alten Kind und mit nur einem Beutel Zwieback als Nahrung floh sie 8 Tage lang auf einem Viehtransport Richtung Westen. Dort mussten sie, nachdem sie schon glaubten, das Schlimmste überstanden zu haben, erleben, dass sie niemand haben wollte. Hier hätte sie manchmal schon aufgeben wollen, habe aber für ihre Tochter ums Überleben gekämpft, obwohl sie anfangs habe betteln gehen müssen. An diese Zeit erinnert sie sich nicht gerne zurück.

Es habe lange gedauert, ehe sie eine menschenwürdige Unterkunft bekommen habe. Sie habe auf einem Bauernhof Arbeit gefunden und sei deswegen dort geduldet worden. Als die Tochter dann vier Jahre alt war, habe sie angefangen, täglich auch noch putzen zu gehen, eine Tätigkeit, die sie bis zu ihrem 60. Lebensjahr ausführte.

1952 heiratete sie ein zweites Mal, einen Kraftfahrer, den sie noch aus der Schule kannte, der 1948 aus russischer Gefangenschaft zurückkam. Mit ihm bekam sie noch einen Sohn.

Vor 4 Jahren habe ihre Tochter, eine gelernte Schneiderin, verheiratet und 57 Jahre alt, einen Schlaganfall bekommen. Nun sitze sie halbseitig gelähmt im Rollstuhl, was der Patientin sehr zusetze.

Der Sohn ist ebenfalls verheiratet und hat selbst zwei Söhne. Er hat direkt nach dem Schlaganfall der Halbschwester einen Tinnitus bekommen.

Davor sei es ihr sehr gut gegangen, besonders seitdem sie auf dem großen Grundstück des Sohnes "im eigenen Hause wohnt"(!) und zu ihren Kindern und Enkeln ein gutes Verhältnis habe. Insbesondere sei im Sommer der Garten eine für sie schöne Beschäftigung, während sie im Winter nähe und sich vermehrt ausruhe.

Seit dem Tinnitus sei aber alles sinnlos geworden und sie habe die Lust an allem verloren.

So musste in Wertung der seelischen Befindlichkeit die Diagnose eines dekompensierten Tinnitus bei derzeit schwerer depressiver Episode gestellt werden.

Damit die Patientin wieder schlafen konnte, begannen wir dann in einer für sie guten Atmosphäre behutsam mit der Gabe eines Antidepressivums, das wir aber entsprechend ihres Gewichtes und ihres Alters sehr vorsichtig, in sehr geringen Mengen gaben.

Dadurch kam es nach ca. einer Woche zu einem für sie wieder befriedigenden Schlafverhalten. Der Ehemann konnte nun auch bis zum anderen Wochenende nach Hause fahren "um nach dem Rechten zu gucken."

Während des ganzen Aufenthaltes zeigte sich die Patientin vom ersten Moment an ebenso dankbar wie zufrieden. Wir als Therapeuten hatten richtig Lust, auch über die normale Klinikarbeit immer wieder als Partner und Ansprechpartner zur Verfügung zu stehen. So konnten wir ihre Fortschritte, aber auch ihre kleinen Einbrüche wie bei einem "emotional Heranwachsenden" gut unterstützen und begleiten.



Dabei kam es zu einer deutlichen Verminderung der von der Patientin empfundenen Tinnituslautheit, wobei aber berichtet werden muss, dass der von außen objektiv bestimmbare Tinnituseindruck immer gleich bei 9 dB über der Hörschwelle blieb.

Unabhängig davon konnte die Patientin aber zunehmend von ihrer depressiven Verstimmung befreit werden. Dafür war wesentlich, dass sie langsam unter einem für sie vertrauensvollen psychotherapeutischen Kontakt teilweise zum ersten Mal von ihrer Situation erzählen konnte "und durfte".

Dabei zeigte sich auch, dass sich die durch den Tinnitus *angestoßenen* Gefühle der Ohnmacht und der Hilflosigkeit für sie sehr ähnlich anfühlten, wie ihre Situation als frühe Erwachsene, die gekennzeichnet war

- durch viele Verluste,
- durch die Situation des Versteckenmüssens vor den gefürchteten russischen Soldaten,
- durch die immer mit Todesängsten begleiteten Flüchtlingstrecks, in dem sie Hunger, Kälte und fast schon Selbstaufgabe erlebte,
- und der dann fast noch mehr verzweifelten Situation im Westen, wo niemand die Flüchtlinge aus dem Osten haben wollte.

Stolz war sie , dass sie es dennoch geschafft hätte, auch mit Betteln und Putzen für die Familie zu sorgen. Glücklich wird sie bei dem Gedanken, dass es ihr - mit Kind! - in dieser schwierigen männerarmen Zeit gelungen ist, einen Ehemann zu finden. Ihr gemeinsamer Sohn verhalte sich sehr liebevoll zu ihnen.

***Hilflosigkeit und Ohnmacht mussten lange mit sehr viel Kraft "unter dem Teppich" gehalten werden.***

Aus der Dynamik der Seele heraus gesehen kann vermutet werden, dass der Tinnitus ein altes Gefühl der Hilflosigkeit und Ohnmacht *angestoßen* hat, was bis dahin verschüttet und mit sehr viel Kraft "unter dem Teppich" gehalten wurde.

Dies konnte nun vielleicht auch deswegen zum Ausbruch kommen, weil es der Seele in all den Jahrzehnten immer schwerer geworden ist und die Erkrankung der Tochter sie sehr mitgenommen hat.

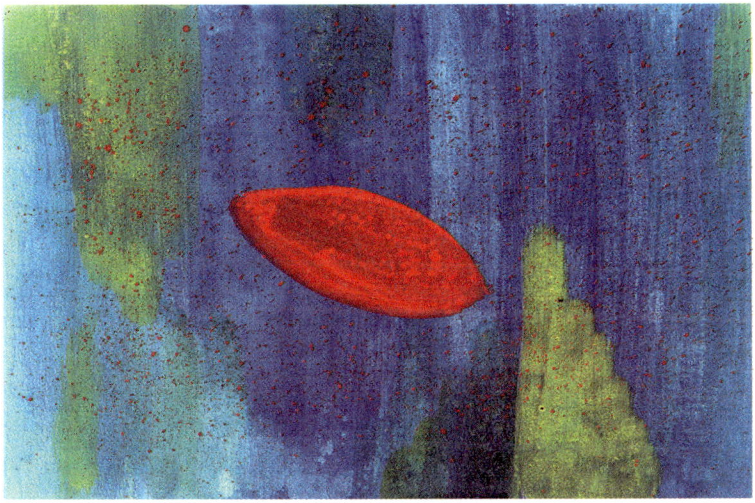

***Über den Tinnitus war es möglich, sich nach über 50 Jahren zum ersten Mal überhaupt mitzuteilen.***

Andererseits, und das könnte das Glück im Unglück sein, war es der Patientin über den Tinnitus zum ersten Mal möglich, das für sie Schreckliche überhaupt mitteilen zu können.

So zeigt sich, dass es auch bei älteren Patienten Sinn macht, bei entsprechender Not psychotherapeutisch zu arbeiten. Um diese Patienten bei ihrer körperlich empfundenen Not abholen zu können, muss dies bei einem Leiden am Tinnitus sehr verständnisvoll und sehr vorsichtig ärztlich begleitet werden.

Dann geht es oft gerade in dieser Generation um Erlebnisse, die scheinbar "ewig lange" her sind, aber doch schon genau so lange seelisch wirksam sind, im Guten wie im Problematischen. So haben viele die Ärmel hoch gekrempelt und "geschafft" und dabei neu aufgebaut. Sie haben ihre seelischen Bedürfnisse dabei oft zurückstellen müssen "für die nächste Generation", die lange davon profitiert hat und nun ihre eigenen Schwierigkeiten zu bewältigen hat.

Nun zeigt sich im Alter, das der Preis des Zurücksteckens nicht unendlich lange bezahlt werden kann, so dass die manchmal erst spät zu Tage kommende Not in ihrem Ausmaß auch begriffen und bearbeitet werden muss – und darf.

Bei dieser Patientin wurde es auch möglich, die sicherlich schon lange notwendige Hörgeräteversorgung - nun wirklich - durchzuführen. Dies konnte ihr nicht nur helfen, den Tinnitus besser zu kompensieren, sondern auch andere Menschen wieder besser zu verstehen, ohne sich dafür weiter groß anstrengen zu müssen.

So konnten wir eine Patientin nach 6 Wochen verabschieden, die deutlich Abstand nehmen konnte von ihrer Lebensverzweiflung und nun mit ganz anderer Kraft ihren 50. Hochzeitstag mit ihrem zweiten Mann feiern konnte.

H. Schaaf

# Gleichgewicht und Schwindel der Seele

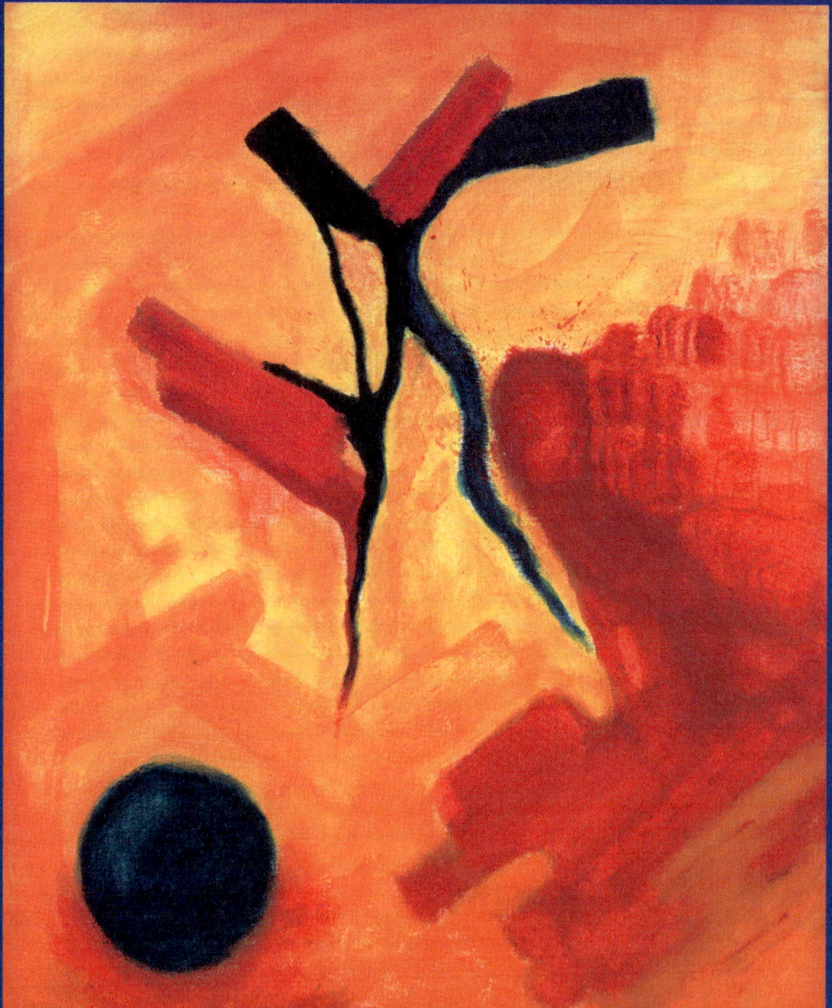

Profil · 2. Auflage

# Tinnitus als Chance?

# 7. Tinnitus als Chance?

Die Meisten, die den Weg in die Tinnitus-Klinik nach Bad Arolsen finden, haben schon viele Versuche unternommen, den Tinnitus loszuwerden oder mit ihm fertig zu werden.

Sie gehören in aller Regel nicht zu denen, die es nach durchschnittlich drei Monaten geschafft haben, sich an den neuen Ton zu gewöhnen oder gar als ihre "neue Stille" zu definieren. Es haben sich im Gegenteil Schwierigkeiten, beruflich und privat, eingestellt, die ihre Lebenssituation in Frage stellen.

Diese Frage greifen wir als ausgesprochenen oder noch auszusprechenden Auftrag an unsere psychosomatisch orientierte Behandlung auf.



So klären wir die medizinische Basis des Tinnitusgeschehens ab **und** versuchen mit den Betroffenen zu verstehen, welche Situationen dazu führen, dass sich die Symptome verschlechtern oder verbessern.

Therapeuten und Behandelten stellt sich so die Aufgabe, die veränderbaren Anteile des Leidens am Tinnitus herauszufinden oder zu erarbeiten und - so möglich - eine Änderung anzustreben.

Die stationäre Therapie des chronisch komplexen Tinnitus bietet dabei eine Chance, das organisch Vorhandene und das sich körperlich Zeigende ebenso zu verstehen wie einen Einstieg zu schaffen ggf. auch für langfristig angelegte Therapien.

Es sei nicht verschwiegen, dass eine solche Medizin, die versucht, den Menschen als Ganzes zu betrachten und zu begreifen, nicht einfach ist, weder für Therapeuten noch für Betroffene.

Für Patienten erfordert sie den Abschied von einer Konsumhaltung gegenüber der Gesundheit, statt dessen Eigeninitiative, Geduld und - therapeutisch begleitet - gelegentlich auch das Aushalten schier unaushaltbarer Zustände.

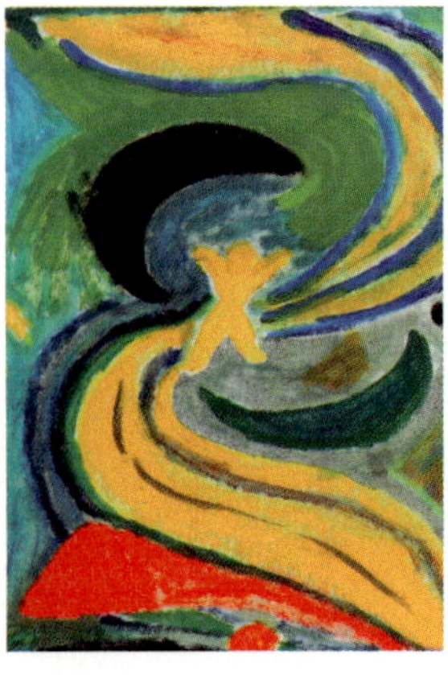

Erhalten werden kann dafür ein Rückgewinn von Verantwortung und eigenen Gestaltungsmöglichkeiten, auch für die eigene Gesundheit.

Das ist eine Herausforderung und eine Chance.

## 7.1 Leiden und Heilen wie im Märchen

Dass Veränderungen erst durch Leiden angestoßen werden, erscheint bei den heutigen Möglichkeiten zunächst ungewöhnlich, unnötig, verständlicherweise auch als unfair. Wir vergessen oft und gerne, dass wir unendliches Glück haben, hier und jetzt leben zu dürfen.

Wir haben Glück, nicht hier vor noch 50 oder 100 und 150 Jahren gelebt zu haben und wir haben Glück, nicht jetzt vielleicht in Regionen, wo Krieg und Not, Ungerechtigkeit und Grausamkeit an der Tagesordnung sind, um das Überleben kämpfen zu müssen.

Dennoch sind wir vom Paradies auf Erden meilenweit entfernt, wenn es im Sinne individueller Entwicklung überhaupt wünschenswert ist. Zumindest seelische Entwicklungen scheinen Hindernisse und Widerstände mit Gelegenheit zum Wachstum zu brauchen. Nimmt man Märchen als Geschichten, die über Generationen hinweg Grundmuster allgemeinmenschlichen Verhaltens weiter erzählen, so zeigt sich schon dort, dass zumindest seelische Reifungsvorgänge nicht glatt von der Hand gehen.

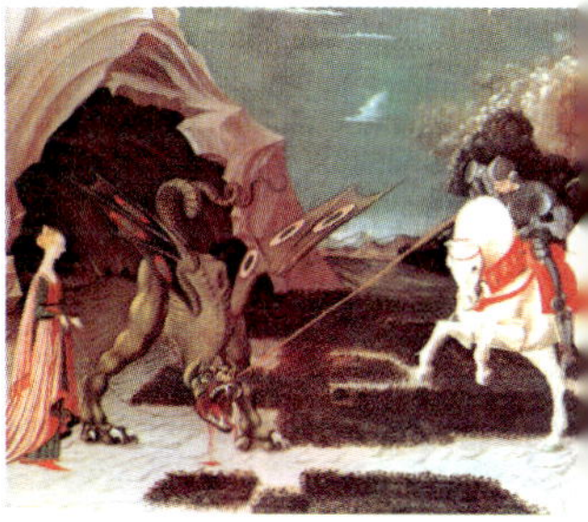

Kein Prinz bekommt seine Prinzessin ohne Prüfung oder Kampf gegen den Drachen, keiner Prinzessin fällt der Wunschprinz in den Schoß.

Innere Reife im Leben scheint erst nach einer Leidensstrecke erlangt werden zu können und so zeigen Märchen schon und immer wieder das volle menschliche Leben mit allem Dunklen, Bösen, Leiden aber auch den dagegen wirkenden lichten, guten und heilenden Kräften.

Rotkäppchen etwa wird im Märchen verschlungen. Bei dieser Grausamkeit bleibt es aber nicht, sondern es folgt, wie bei den meisten Märchenmotiven, auf die Qual oder den Tod die Wiederauferstehung als Symbol für das geglückte Erreichen der nächsthöheren Reifungsstufe. Es werden also Qualen der Reifung dargestellt, die zumindestens im Unbewussten Vorstellungen über Bedrohung und Errettung bilden helfen.

Das findet man auch sehr deutlich bei den bei Tinnitus-Erkrankten häufigen depressiven Entwicklungen. Wenn sich daraus eine fruchtbare innere Auseinandersetzung ergibt, so können Menschen auch aus den Qualen gereift hervorgehen.

## 7.2 Alles Logo? Wo liegt der Sinn?

Oft geht es schlechthin um den Sinn des Lebens, wenn sich über die Frage nach dem Tinnitus weitere ergeben: "Was soll ich und ausgerechnet ich auf dieser Welt, was ist mein Beitrag, meine Aufgabe aber auch meine ganz eigene Entwicklung?"

Die Zuversicht in die bedingungslose Sinnhaftigkeit des Lebens hat Viktor E. Frankl mit seiner „Logotherapie" systematisch in die Psychotherapie eingeführt. Auch noch so tiefe Abgründe von Leid, Schuld oder Tod minderten diese Aussage nicht. Er hat im Gegenteil diese als Herausforderung des Lebens an die Person und die menschliche Reaktionsweise formuliert.

Als weniger hilfreich und "sinnvoll" wird die Frage nach dem Warum betrachtet.

"Warum bin ich krank geworden?" und: "Warum habe - ausgerechnet - ich Tinnitus, warum ist er so laut, behindert mich usw.?"

***Die Fragen, die das Leben uns stellt, können wir uns nicht aussuchen.***

Dieses Forschen nach diesem Warum sei zwar öfters erfolgreich, aber eben selten hilfreich, weil es uns auf die falsche Fährte locke.

So schreibt Frankl: "*Das Leben ist es, das den Menschen die Fragen stellt. Der Mensch hat nicht zu fragen, er ist vielmehr der vom Leben her Befragte, der dem Leben zu antworten, der das Leben zu verantworten hat. Die Antworten aber, die der Mensch gibt, können nur konkrete Antworten auf konkrete Lebensfragen sein*".



Die Fragen, die das Leben uns stellt, könnten wir uns nicht aussuchen. Aber die Anworten, die wir darauf geben, seien Zeugnisse unserer ureigensten geistigen Haltung, gleichsam Fingerabdrücke unseres Lebens.

Ab dem Augenblick, wo ich nicht mehr frage: „Warum", sondern: „Wie reagiere ich darauf?", käme ein Reifeprozess in Gang, der der eigenen Entwicklung diene.

In diesem Sinne wird entgegen der landläufigen Meinung angenommen, dass nicht die Eindrücke, die Impulse, die aus der Umwelt auf uns einströmen uns prägen, sondern die von uns ausgehenden Antworten. So mache uns nicht etwa das Leiden, das wir empfangen haben, böse, sondern ein Leid, das wir erzeugen.

Für uns Normalsterbliche, die wir Leid und Trauer lieber auf der weit weggerückten Seite unseres Lebens sehen, ist der Ansatz nicht einfach und sicherlich oft auch überfordernd.

Da sich Tinnitus-Erkrankte aber nicht aussuchen können, ob und wie schwer sie erkrankt sind, kann auf der Suche nach dem Gesunden eine Perspektive entwickelt werden, in der wieder Gestaltung möglich ist.

Bei der Betrachtung psychosomatischer Erkrankungen gehen logotherapeutische Ansätze nicht nur der psychosomatischen Wirkungskette bis zur Schädigung nach. Sie vermuten darüber hinaus, dass nicht nur (schädigende) Faktoren von außen eine Rolle spielen, sondern auch nicht gelebte Möglichkeiten der Betroffenen.

Wie und ob immer man solche Gedanken für sich denken und nach-vollziehen mag, für nachhaltig Tinnitus-Betroffene rührt die Frage der Tinnitus-Bewältigung oft an die Lebensfrage "Wie gehe ich mit einem nicht rückgängig zu machendem Leid um, ohne - meist vergeblich - auf Erlösung von außen zu warten oder in Anschuldigungen an wen auch immer zu verharren."

***Veränderbares verändern und unveränderbares akzeptieren können ...***

Es ist auch die Frage "Wie kann ich - trotzdem - Chancen erarbeiten und nutzen?!"

Aber davon ist leichter gesprochen als gehandelt und - nicht immer kann man diese Zeiten alleine durchstehen.

Allerdings macht erlebtes und durchgemachtes Leid eben auch ein bisschen "hellsichtiger", wenn es das richtige Wort ist, und es macht neben ein paar Türen zu auch einige neue auf.

Ihnen wünschen wir bei der Behandlung Ihrer Erkrankung eine Medizin, die den Menschen als Ganzes betrachtet und Sie auf der Suche nach neuen Möglichkeiten therapeutisch professionell und menschlich unterstützend begleitet. Wir hoffen, dass dieses Buch ein wenig dazu beitragen konnte, ein paar Zusammenhänge deutlicher zu machen und die Sicht auf ein paar zu öffnende Türen zu erweitern.

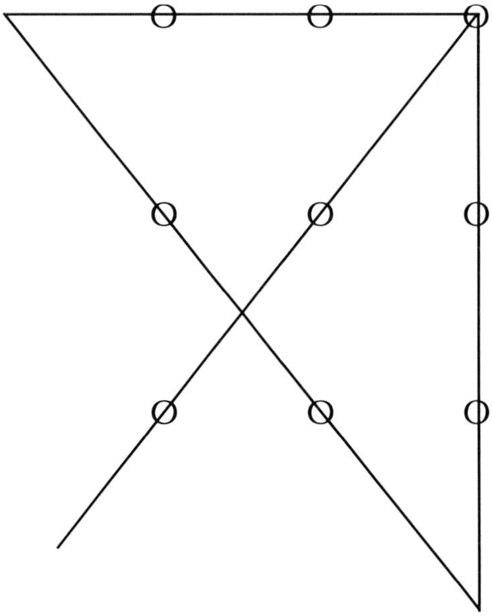

**Lösung**

**zur Aufgabe von Seite 89:**

## Glossar:

**Anamnese**:
Medizinisch und/oder psychologisch erhobene Krankheitsgeschichte.

***Antidepressivum:***
Zusammenfassende Bezeichnung für Psychopharmaka verschiedener Stoffklassen, die auf medikamentösem Wege eine depressive Verstimmung bessern können.

**Autonomes (auch unwillkürliches) Nervensystem**:
Besteht aus zwei Gegenspielern: dem sympathischen Anteil und dem parasympathischen Anteil. Der sympathische Anteil trägt z.B. dazu bei, dass sich die Blutgefäße verengen. Der parasympathische Anteil bewirkt, dass sich die Gefäße erweitern können.

**Cochlea (lat.):** Schnecke

**Dekompensation:**
Wenn der Erkrankte sein Leiden nicht mehr ausreichend verarbeiten kann und es zu einer fortschreitenden Einschränkung der Alltags- und Lebensfähigkeit kommt. Dabei kann es zum körperlichen und seelischen Zusammenbruch kommen. Im Zustand der Dekompensation besteht meist Hilflosigkeit.

**Depression:**
Häufiges Krankheitsbild mit Niedergeschlagenheit und Lustlosigkeit gegenüber vorher als lustvoll erlebten Betätigungen sowie Antriebslosigkeit, wobei weitere Symptome hinzukommen können.

**Diagnose**: Krankheitsbezeichnung

**Distorsionsprodukte:**
Spezielle Ableitungsmethode der Otoakustischen Emissionen (OAE, s. dort)

**Endolymphe**: Flüssigkeit im häutigen Anteil des Innenohrs

**HBO (Hyperbare Oxigenisation):**
Eine Therapie mit Sauerstoff, der in einer Druckkammer eingeatmet wird.

**Hydrops**: Wasseransammlung, s. Endolymphatischer Hydrops

**Hyperakusis:**
Geräuschüberempfindlichkeit, bei der lautere Geräusche, die an sich nicht gehörschädigend sind, Erregungen, Ängste und kurzzeitige Verstärkungen der Ohrgeräusche hervorrufen.

**Hyperbare Sauerstofftherapie:** s. HBO

**Hz (Hertz):**
Eine physikalische Maßeinheit, die die Anzahl der Schwingungen pro Zeiteinheit angibt. Die Anzahl der Schwingungen pro Sekunde bestimmt wiederum die Tonhöhe.

**konservativ**:
In der Medizin sind gemeint „bewahrende", v.a. nicht-chirurgische Eingriffe.

**Labyrinth:**
Anatomische Bezeichnung des Innenohres wegen seines labyrinthartigen, komplizierten Aussehens.

**Morbus (lat.):** Krankheit

**Neuroleptika:**
Psychopharmaka, die zur Behandlung bestimmter starker Erregungszustände und Krankheitsbilder mit Halluzinationen und Wahnideen benutzt werden.

**Neurootologie:**
Die medizinische Lehre von den Vorgängen in den Nerven und Nerven-Vernetzungen in der Hörbahn. Diese reicht von den Hörsinneszellen im Innenohr bis zu den Hörfeldern in der Großhirnrinde.

**Otoakustische Emissionen:**
Die äußeren Haarzellen im Innenohr erzeugen durch ihre Fähigkeit, sich wie ein Muskel zusammenziehen und entspannen zu können, selbst Schallwellen, die mit Hilfe feinster Mikrophone im Außenohr aufgenommen und einer speziellen Diagnostik zugeführt werden können.

**Parasympathicus**: s. Autonomes Nervensystem

**Perilymphe**:
Flüssigkeit um den häutigen Anteil des Innenohres, bzw. zwischen dem häutigen und dem knöchernen Anteil.

**Placebo (lat.):** "ich möge gefallen"
Medikament ohne schulmedizinisch nachgewiesenen Wirkstoff. Es muss deswegen aber nicht ohne Wirkung sein.

**Prognose**: Vorhersage über den Verlauf einer Krankheit

**Psyche**: Das griechische Fachwort für Seele

**Schnecke**: Anatomische Struktur im Innenohr, enthält das Hörorgan

**somatisch:** Körperlich

**Sympathicus**: S. Autonomes Nervensystem

**Symptome**: Klinische Zeichen

**Tinnitus (lat.):** tinnire = klingeln, brausen, summen

**Tranquilizer:** Beruhigungsmittel,
hauptsächlich bekannt als Diazepamabkömmlinge und Barbiturate. Hier besteht deutliche Suchtgefahr im Gegensatz zu den Antidepressiva (siehe oben)S.

**Vegetatives (auch unbewusstes) Nervensystem**:
S. autonomes Nervensystem

## Empfehlenswerte weiterführende Bücher für Betroffene:

**Schaaf, H.; Hesse, G.:**

**Endolymphschwankungen im Ohr (Gehör) und Gleichgewichtsorgan Profil Verlag 2004, 60 S., 12,80 €**

Innerhalb der Tinnitus- und Schwindelerkrankungen existieren mit den Endolymphschwankungen und dem M. Menière zwei Sonderformen, die der besonderen Beachtung bedürfen. Bei beiden spielt ein Stau der Innenohrflüssigkeit (Endolymphe) eine ganz wichtige Rolle. In diesem Heft wird versucht, diese beiden besonderen Krankheitsbilder zu beleuchten und dabei sowohl medizinische wie auch psychosomatische Aspekte vorzustellen. Dies soll die Grundlage dafür bilden, dass der jeweils individuelle Verlauf von Betroffenen verstanden werden kann, dass ein bestmöglicher Umgang erzielt wird.

**Schaaf, H.; Nelting, M.:**

**Wenn Geräusche zur Qual werden. TRIAS 2003, Stuttgart, 104 S., 14,95 €**

Geräuschüberempfindlichkeit hat viele Ursachen und viele Gesichter. Häufig sind kleine Schritte und eine dauernde positive Verstärkung und Ermutigung erforderlich, um eine „Abkehr von der Stille" zu trainieren. Dieses Buch soll helfen, wieder in die Lage kommen zu können, mit offenen Ohren durchs Leben zu gehen.

**DVD zur Integrativen Bewegungstherapie**
von C. Gausmann,
K. Jöbges, B. Kruse **25,-- €**

**Schaaf, H.:**

**Die Menièresche Krankheit. Ein psychosomatisch orientierter Leitfaden. 4. erw. Aufl., Springer 2004, 222 S., 29,95 €**

Die Menièresche Erkrankung kann Menschen an Leib und Seele durcheinander wirbeln. Wer sein Gleichgewicht, seine Orientierung im Raum verliert, verliert auch Sicherheit und Zuversicht in Bestehendes. Der Ansatz des Buches ist, Betroffenen und ihren Mitmenschen allgemein verständlich einen Einblick darüber zu geben, was an Grundlagen, Auswirkungen und Therapieversuchen dieser Krankheit bekannt ist.

**Schaaf, H.:**

**Gleichgewicht und Schwindel der Seele. 2. Auflage Profil Verlag 2004, 92 S., 15,-- €**

Das Buch handelt vom Gleichgewicht der Seele und deren Stolpermöglichkeiten. Aus dem Stolpern kann Schwindel resultieren, wobei dieser völlig anders behandelt werden muss als der organische Schwindel.

Dargestellt sind aber auch die Erkrankungen des Körpers, die sich letztendlich auf die Seele auswirken können und hier einen oft reaktiv seelischen Schwindel hervorrufen oder aufrecht erhalten.

**CD mit Anleitungen zur Progressiven Muskelrelaxation aus der Tinnitus Klinik Bad Arolsen**
von Frau C. Gausmann
und Herrn S. Weis **je 10,-- €**

## Empfehlenswerte weiterführende Bücher für Behandler:

**Hesse, Gerhard (Hg.):**
**Retraining und Tinnitustherapie.**
**Zur ambulanten Behandlung des chronisch komplexen Tinnitus und der Hyperakusis.**
**Thieme, 1999. 100 S., 45,50 €**

In diesem Buch für HNO- und Allgemeinärzte werden medizinisch fundiert die Grundlagen des Retrainings und der ambulanten Tinnitustherapie dargestellt. So fasst dieser Leitfaden auch die Grundlagen der Weiterbildung zusammen.

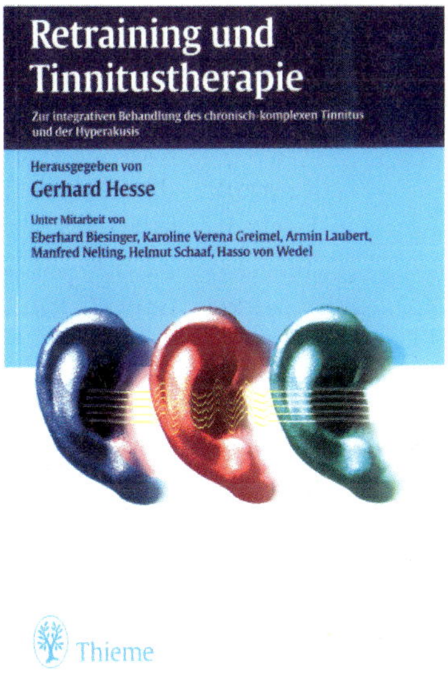


<u>Arolser Schriften VI</u>

**Medikamentöse Behandlung von Tinnitus und Schwerhörigkeit.**
**Grenzen und Perspektiven**
**Profil Verlag 2002, 84 S., 12,80 €**

Bei akutem Auftreten eines Ohrgeräusches wird in Deutschland, wie bei einem Hörsturz, eine medikamentöse Therapie versucht, die im wesentlichen die Durchblutung des Innenohres verbessern soll. So wird berichtet über die medikamentösen Behandlungsansätze und über neue diesbezügliche Studien. Zur Sprache kommen auch die psychosomatischen und hörtherapeutischen Therapiemöglichkeiten.

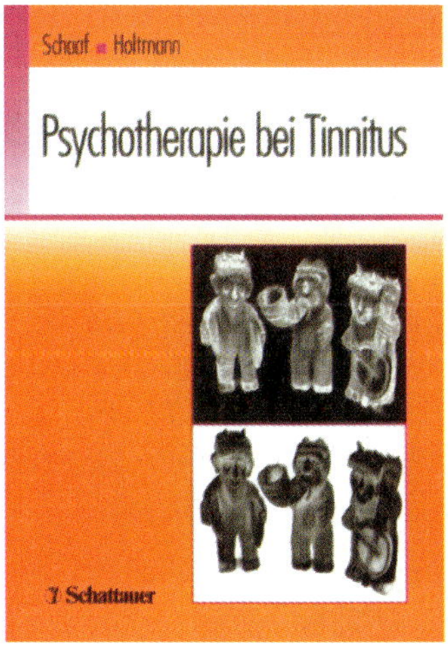


***Goebel, G:***
***Tinnitus und Hyperakusis***
***Hogrefe 2003***

***Goebel, G: Ohrgeräusche - Psychosomatische Aspekte des chronisch komplexen Tinnitus.***
***Quintessenz 2002.***

**Schaaf, H.; Holtmann, H.:**

**Psychotherapie bei Tinnitus**
**Schattauer Verlag 2002,**
**144 S., 25,95 €**

Während bei den Psychotherapeuten beim Leiden am Tinnitus die Befürchtung entstehen kann, dem somatischen Anteil des Tinnitusgeschehens nicht gerecht werden zu können, bleibt den behandelnden Ärzten oft die psychische Dimension der Tinnitus-Ursache verborgen.
Mit einer interdisziplinären Sichtweise bietet das Buch sowohl den psychotherapeutisch arbeitenden Berufsgruppen als auch den mit Tinnitus konfrontierten Ärztinnen und Ärzten Hilfe zu einem ganzheitlichen Verständnis dieser komplexen Erkrankung.

## Selbsthilfegruppen

**Deutsche Tinnitus-Liga e.V.**
Am Lohsiepen 18
Postfach 210351
42353 Wuppertal
Telefon: 02 02 / 24 65 20
E-Mail: dtl@tinnitus-liga.de
Telefax: 02 02 / 24 65 20
Internet: www.tinnitus-liga.de

**K.I.M.M. e.V.**
c/o Inge v. d. Bussche
Strümpfelbacher Straße 63
71384 Weinstadt-Endersbach
Telefon: 0 71 51 / 6 41 13
ingevdbussche@kimmev.de
Telefax: 07151-600 599
Internet: www.kimm-ev.de

**Deutscher Schwerhörigenbund**
Breite Straße 23
13187 Berlin
Telefon: 0 30 / 47 54 11 14
DSB@schwerhoerigkeit.de
Telefax: 0 30 / 47 54 11 16
www.schwerhoerigen-netz.de

**Österreichischer Schwerhörigenbund (ÖSB)**
Triesterstraße 172/1
A - 8020 Graz
Telefon: 00 43 36 / 26 21 57-1
Telefax: 0 04 33 16 / 26 21 57-4
oesb.dachverband@gmx.at oder
oesb.landesstelle-stmk@aon.at

**Österreichische Tinnitus-Liga**
Postfach 23
8029 Graz
Telefon: 0 04 33 16 / 28 91 30
E-Mail: koller-oetl@sime.com
Telefax: 0 04 33 16 / 28 91 30
Internet: www.tinnitus.at

**Schweizerische Tinnitus-Liga**
Sekretariat
Bahnhofstraße 16
CH-3860 Meiringen
Telefon: 0 04 13 39 71 / 55 73
E-Mail:
info@tinnitusliga.chSekretariat
Internet: www.tinnitus-liga.ch

**Bund Schweizerischer Schwerhörigen-Vereine (BSSV)**
Schaffhauserstraße 7
CH-8042 Zürich
Telefon: 00 41 13 63 / 12 00
E-Mail: bssv@bluewin.ch
Telefax: 00 41 13 63 / 13 03

**Deutscher Gehörlosenbund e.V.**
Bundesgeschäftsstelle
Hasseer Straße 47
24113 Kiel
Telefon: 0 43 31 / 58 97 22 - 51

info@gehoerlosen-bund.de
Telefax: 0 43 31 / 58 97 - 45
www.gehoerlosen-bund.de

**Feldenkrais-Gilde Deutschland e.V.**
Jägerwirtstraße 3
81373 München
Telefon: 0 89 / 52 31 01 71
E-Mail: Gilde@Feldenkrais.de
Telefax: 0 89 / 52 31 01 72
Internet: www.Feldenkrais.de

**Netzwerk Tai Chi und Quigong**
Bleichenstraße 7
30169 Hannover
Telefon: 05 11 / 1 69 17 67
E-Mail: info@taijiquan-qigong.de
Telefax: 05 11 / 2 35 85 36
Internet: www.taijiquan-qigong.de

# REGISTER

# Die Autoren

## Dr. med. Helmut Schaaf

**Facharzt für Anästhesie, Psychotherapie**

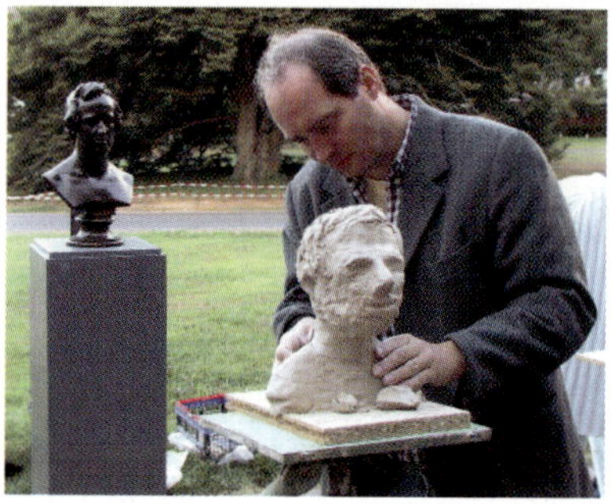

Er studierte Medizin und arbeitete als Anästhesist in Köln, bevor er selber im Rahmen einer Menière-schen Erkrankung u.a. Tinnitus und Schwindel als Patient kennen lernte und so aus seinem ursprünglichen Beruf ausscheiden musste.

Seit 1994 arbeitet er als leitender Oberarzt in der Tinnitus-Klinik Bad Arolsen und hat inzwischen mehrere Bücher und wissenschaftliche Beiträge zu Tinnitus, Hyperakusis, Gleichgewicht und Schwindel und M. Menière (siehe auch www.drhschaaf.de) geschrieben.

## PD Dr. med. Gerhard Hesse

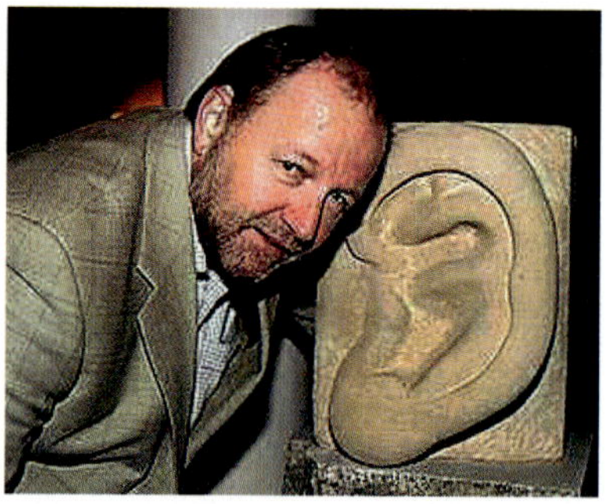

**Facharzt für HNO-Heilkunde**

Studium der Physik und Medizin in Hannover.

Leitung der bundesweit einzigartigen Tinnitus-Klinik in Bad Arolsen als Ärztlicher Direktor.

Er hat zahlreiche Beiträge zur Innenohrforschung sowie zur Elektrophysiologie der Hörbahn- und Tinnitustherapie veröffentlicht und unterhält als Privatdozent Lehrtätigkeiten an der Universität Witten. Er hat sich habilitiert über objektive Diagnosemöglichkeiten in der Hörwahrnehmung und über das Hörvermögen im Alter.

**Unser Dank**

gilt Frau R. Kaiser und K. Erxmeyer für die lektorierenden Arbeiten sowie H. Holtmann, R. Steinhof, W. und H. Wildner für die vielen Nachlese- und Korrekturarbeiten. Es ist kaum zu glauben, wie viele Fähler und Satzver*dreher* sich auf 120 Seiten einschleichen können.

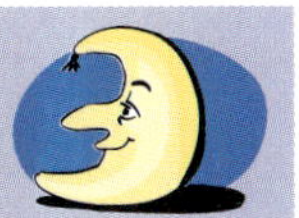

# Schlafrituale

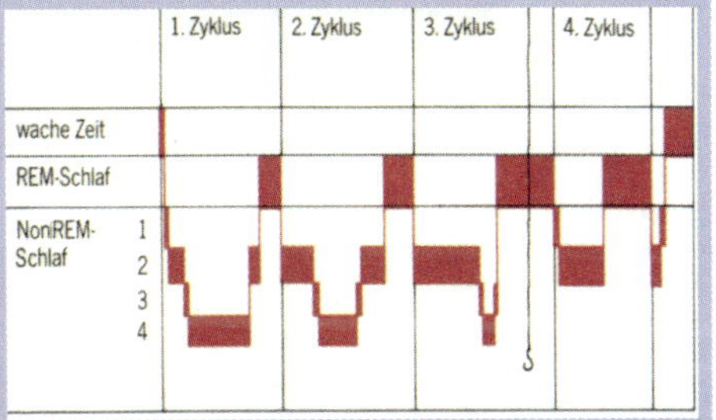


*a)* Der Tag soll wach gestaltet werden: Sowohl vom Mittagsschlaf als auch vom Schlaf vor dem Fernseher soll Abstand genommen werden.

*b)* Das Bett soll als alleiniger Ort des Schlafes hochgeschätzt und auch nur dazu genutzt werden. Es darf somit auch erst aufgesucht werden, wenn wirkliche Müdigkeit vorliegt.

*c)* Es sollen - als Gabe an sich selbst und an die nicht zu erkaufende Göttin des Schlafs - zwei bis drei angenehme Dinge ausgeführt werden, ehe das Bett aufgesucht wird. Das kann sein:

- Eine Runde spazierengehen,
- ein schönes Buch lesen (kein spannender oder gar ängstigender Krimi)
- ein Bad nehmen ...

Der Phantasie sollen keine Grenzen gesetzt sein.

*d)* Es soll kein Alkohol oder ein als "Schlaf"mittel ausgegebenes Betäubungsmittel eingenommen werden (Ausnahme sind die sogenannten Neuroleptika und Antidepressiva, wenn sie fachärztlich verordnet wurden. Diese Medikamente machen nicht abhängig).

**e)** Kaffee oder schwarzer Tee sollten 4-6 Stunden vor der gewünschten Einschlafzeit gemieden werden.

*f)* Bei Durchschlafstörungen, also Aufwachen in der Nacht, soll aufgestanden und die Zeit genutzt werden, etwa mit Lesen, Spazierengehen, Klangtherapie oder einem Entspannungsverfahren. Das Bett soll erst wieder aufgesucht werden, wenn wieder Müdigkeit eingetreten ist.

*g)* Um die eigene Schlafzeit zu überprüfen, kann es manchmal nach einer gewissen Zeit sinnvoll sein, ein großes Blatt Papier neben das Bett zu legen und in der Zeit der Schlaflosigkeit alle 15 Minuten ein Kreuzchen zu machen.

## Was Tinnituspatienten wissen sollten

- **Die Durchblutung des Innenohres funktioniert ausreichend.**
- **Durchblutungsfördernde Medikamente sind deswegen auch entbehrlich.**
- **Die Durchblutung ist auch dann in Ordnung, wenn der chronische Tinnitus lauter empfunden wird.**
- **Die Gründe für das Lauter- und wieder Leiserwerden sind Spielbreiten im hörverarbeitenden System und in der Hirnrinde.**
- **Das tinnitusfreie Ohr ist auch dann noch gesund, wenn dort der gleiche Tinnitus wie im anderen Ohr zeitweilig mitgehört wird, da das Hören von seinen Nervenbahnen und Funktionen her beidseitig orientiert ist.**

**Weil es so wichtig ist,**

**sollen die Sachverhalte noch einmal**

**in den folgenden "Wissenssätzen"**

**ausgedrückt werden:**

- **Der Tinnitus kann weder von alleine noch mit der Zeit lauter werden. Der Tinnitus wird eher mit der Zeit immer weniger laut wahrgenommen!**
- **Der Tinnitus kann nie der Grund für eine ggf. weitere Hörverschlechterung sein.**
- **Der Tinnitus kann alleine auch nicht verrückt machen.**
- **Der Tinnitus kann <u>von außen</u> nie lauter als 10 - 15 dB (entspricht Blätterrascheln oder Computergeräusch) über der Hörschwelle gemessen werden.**

Diese **Wissens-Sätze** sind deswegen so ausführlich und aus verschiedenen Blickwinkeln aufgeführt, um Ihnen aus dem Teufelskreislauf herauszuhelfen.

Diese **Wissens-Sätze** sollen Ihre Bemühungen zur Gesundung unterstützen.

Diese **Wissens-Sätze** sollen nach und nach Ihre Glaubens-Sätze, Vorurteile und Ihre verständlichen Befürchtungen ersetzen dürfen.

Wenn sich für einige Betroffene aber viele der Wissens-Sätze zunächst unglaublich anhören sollten, wäre es wichtig, sie mit der eigenen Erfahrung zu überprüfen.